REJOIGNEZ NOTRE COMMUNAUTÉ DE LECTEURS !

Inscrivez-vous à notre newsletter et recevez des informations sur nos parutions, nos événements, nos jeux-concours… et des cadeaux !
Rendez-vous ici : **bit.ly/newsletterleduc**

Retrouvez-nous sur notre site **www.editionsleduc.com**
et sur les réseaux sociaux.

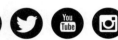

Leduc s'engage pour une fabrication écoresponsable !
« Des livres pour mieux vivre », c'est la devise de notre maison. Et vivre mieux, c'est vivre en impactant positivement le monde qui nous entoure ! C'est pourquoi nous choisissons nos imprimeurs avec la plus grande attention pour que nos ouvrages soient imprimés sur du papier issu de forêts gérées durablement, et qu'ils parcourent le moins de kilomètres possible avant d'arriver dans vos mains ! Pour en savoir plus, rendez-vous sur notre site.

Design de couverture : Antartik
Maquette : Sébastienne Ocampo
Illustrations : Fotolia, Nicolas Trève

© 2021 Leduc Éditions
10, place des Cinq-Martyrs-du-Lycée-Buffon
75015 Paris
ISBN : 979-10-285-1949-0

FLORENCE RAJON   CAROLE GARNIER

MES
PROGRAMMES
YOGA
FOOD

LEDUC

SOMMAIRE

INTRODUCTION

Qu'est-ce que le yoga ? Vaste question ! On pourrait se perdre des années dans les réponses, complexes et passionnantes. Disons simplement que les origines du yoga remonteraient à 2 500 ans environ avant Jésus-Christ, si l'on en croit les vestiges découverts en Inde au début du XXᵉ siècle. Les premières mentions du yoga se trouvent dans les « Veda », ensemble d'enseignements sacrés révélés par la *shruti*, c'est-à-dire par transmission orale, de sage en sage. Le yoga a plus tard été codifié par Patanjali, présumé auteur du Yoga-Sutra, à travers 196 aphorismes qui définissent précisément les règles philosophiques et morales du yoga (les postures viendront plus tard, on en dénombre une quinzaine au XVᵉ siècle). Son origine remonterait de 500 à 200 ans av. J.-C.

Quant au mot « Yoga », dérivé du mot sanscrit *yug* qui a donné le « joug » chez nous, il signifie atteler, placer sous le joug, unir… Cette méthode permet d'unir le Soi, l'âme individuelle (*Atman*) et l'esprit universel (*Brahman*), soustraire notre essence divine (*Purusha*) à l'influence et à l'impermanence de la nature (*Prakriti*). Le yoga, lorsqu'il est bien pratiqué, unit aussi le corps, le souffle et l'esprit. Cette ascèse est un voyage à part entière, un cheminement à la découverte du soi, cet être profond qui ne se définit ni par son âge, ni par son métier, sa nationalité, sa culture, ou son éducation.

Yoga citta vritti nirodha en sanscrit : « Le yoga est l'arrêt des fluc-tuations du mental ». Pour y parvenir, nous pouvons (et devrions !) nous plonger dans l'étude des textes, mais aussi et surtout, prati-quer les *asanas* (le nom des postures physiques en sanscrit). Comme pour toute discipline – pensez à la maîtrise d'un instru-ment de musique –, les bienfaits du yoga ne se font ressentir que par la pratique, la pratique, et encore la pratique ! *Practice yoga, and all is coming !* (« Pratiquez le yoga, et tout finit par venir »), disait Pattabhi Jois, l'un des grands maîtres du XXᵉ siècle, père de l'Ashtanga yoga*. C'est en observant attentivement les effets des *asanas* sur leur corps et leur esprit, que les yogis de l'Inde ont pu développer une science extrêmement raffinée et subtile. Elle ne s'en-seigne pas – seulement – dans les livres. Elle se vit !

Sur un plan purement physiologique, la pratique de ces postures physiques permet la bonne circulation du sang et de la lymphe dans tout le corps, elle calme le système nerveux, sollicite les glandes endocrines et le *Pranayama* (soit la discipline du souffle et, pour les plus grands maîtres, de l'énergie vitale, le *Prana*). Ce dernier consiste en exercices de respiration et de contrôle du souffle et permet son déploiement dans tout le corps. Les deux combinés ont la faculté de soigner des maladies chroniques, réduire le stress et apaiser nos esprits surmenés… parmi tant d'autres bienfaits. Mais il ne s'agit que de deux branches du yoga.

UNE VISION HOLISTIQUE DU MONDE

Au lieu de scruter à la loupe des entités séparées, depuis des millé-naires les philosophies et sciences millénaires d'Asie s'intéressent à l'Homme et au monde dans leur globalité. L'humain, comme

---

* L'Ashtanga est un yoga très dynamique, où l'on enchaîne, toujours dans le même ordre, des séries de postures.

une entité vivante, un microcosme au sein d'un macrocosme. Sans établir de frontières entre les deux, lorsque les sciences occidentales, telles que la biologie ou la médecine, isolent un phénomène pour mieux l'étudier et le comprendre. Cette approche globale est très différente de celle que nous, Occidentaux, portons sur le monde.

C'est cette vision globale que l'on retrouve dans le yoga et qui explique son immense succès. Certes, le yoga est à la mode mais, au-delà du phénomène, il semble que l'engouement prend racine car le yoga n'est pas qu'une simple discipline physique. Le yoga est une science, une philosophie et un art, qui peut changer celui qui le pratique. Les postures et les enchaînements que nous réalisons sur notre tapis ont le pouvoir de nous transformer hors de cet espace délimité, dans notre vie quotidienne, pour nous élever, faire de nous des citoyens plus ouverts et concernés, de meilleurs amis, de meilleurs parents… Parce que le yoga mène à la connaissance de soi, de son corps physique et psychique, de son intellect et de ses émotions, nous confronte à nos limites à nos peurs, à nos blocages, il permet une prise de conscience profonde et offre la possibilité de grandir, et de vivre plus en harmonie avec le monde qui nous entoure.

Et dans tout cela, l'alimentation fait également partie de cette prise de conscience. Le yoga améliore la santé, l'alimentation est l'une des premières portes d'entrée dans la recherche d'une vie saine. On perçoit parfois les yogis comme des ascètes extrêmes, d'austères végétariens ou névrosés de l'assiette qui grignotent des graines et se purifient à grand renfort de jus d'herbes. Certes, il y en a quelques-uns, mais ils sont loin de représenter la majorité ! *Mens sana in corpore sano*, disait le proverbe latin, « un esprit sain dans un corps sain », reprenait l'humaniste Rabelais au XVIe siècle. Comment l'esprit pourrait-il être « sain », calme et serein, lorsque notre corps n'est pas convenablement nourri ?

CHAPITRE

1 L'ALIMENTATION DU YOGI

Le yoga nous apprend que nous sommes composés de cinq corps : le corps physique, le corps énergétique, le corps mental, le corps intellectuel et le corps divin. Autant de couches emboîtées les unes dans les autres, comme des poupées russes, et dont chaque enveloppe se confond avec la suivante. Pensées, émotions, corps physique ne sont pas séparés les uns des autres, mais tous liés ! Lorsque l'on pratique une *asana* (une posture), l'observateur extérieur pourrait penser qu'il s'agit d'un mouvement de gymnastique. Mais alors pourquoi se sent-on parfois si bien après un cours de yoga ? Ou comment expliquer que l'on soit envahi par la tristesse après une séance intense ? Et pourquoi des souvenirs oubliés remontent-ils parfois à la surface lors de la détente finale ? Parce que le yoga travaille sur toutes ces couches simultanément. La sollicitation de certaines zones profondes, qui ont gardé en mémoire notre histoire, nos joies et nos peines, met ces dernières à jour. Et la recherche d'alignement et d'harmonie de ces corps offre une sensation de centrage et complétude. L'alignement permet de trouver, retrouver son « centre » à partir duquel on peut se déployer vers la complétude. Commencer à bien « nourrir » ce premier corps physique, c'est aussi permettre aux autres « couches » de s'harmoniser et de s'aligner.

C'EST QUOI, MANGER YOGA ?

La fonction première de la nourriture est de nous offrir un carburant pour faire fonctionner tous les organes, muscles, d'offrir un sang oxygéné à la moindre cellule de notre corps. L'alimentation yoga, c'est tout simplement cela, se nourrir sainement. Pas selon des diktats, même s'il existe quelques règles simples, mais en écoutant ses sensations et en trouvant le meilleur équilibre pour nous, pour garder notre corps sain. Faire en sorte que cette nourriture ne nous alourdisse pas, mais au contraire nous rende léger, vif et alerte. Qu'elle nous garde en bonne santé et prévienne les maladies qui pourraient survenir.

Une digestion facile

« Un bon yogi doit être capable de digérer un caillou ! », s'amusent certains professeurs. En matière d'alimentation, la digestion est primordiale. Après un repas, 60 % de notre énergie est accaparée par le travail des enzymes, de l'estomac, des intestins, à transformer en nutriments les aliments que nous avons consommés. Il est préférable de faciliter ce processus en consommant des aliments bons pour notre organisme et dont l'association fournit le moins de travail possible aux organes concernés.

Des menus meilleurs pour sa santé

En pratiquant régulièrement, en étant ouvert à la philosophie du yoga, nos habitudes alimentaires peuvent changer et donner envie de se tourner vers des aliments bénéfiques pour notre santé. L'inverse est aussi vrai : en s'alimentant mieux, on peut découvrir que la pratique est plus fluide… Voilà un cercle vertueux auquel il convient d'être attentif.

Une plus grande souplesse

Lorsque l'on pratique sur son tapis, on explore toutes les zones de son corps, on lui donne de l'espace, on l'étend (dans le sens d'expansion), on l'ouvre. Il en est de même en dehors du tapis : s'enfermer dans des certitudes sous prétexte qu'elles sont fidèles au dogme, qu'elles soient spirituelles ou alimentaires, mène à l'intolérance, ce qui est tout à fait contraire à la philosophie du yoga.

LES 8 PILIERS DU YOGA

En Occident, le yoga est souvent réduit à une discipline purement physique et parfois acrobatique. Or, nous l'avons vu, le yoga ne se limite pas à ces *asanas*. Le yoga est une discipline psycho-physique, déclinée en 8 membres ou piliers, à comprendre comme les étapes d'un cheminement dont l'un des objectifs est l'union entre le soi et le principe universel ou divin (à chacun de choisir la dénomination qui lui convient).

1. *Yama* : les règles sociales
- *Ahimsa*, la non-violence.
- *Satya*, la vérité.
- *Asteya* : l'absence de vol, qui comprend aussi l'abus de propriété et l'abus de confiance.
- *Brahmacharya* : le contrôle de ses sens, de ses pulsions sexuelles.
- *Aparigraha* : la non-convoitise, la libération du désir, la satisfaction d'une vie simple.

2. *Niyama* : les règles de vie individuelles
- *Saucha* : la propreté, interne et externe.
- *Santosha* : le contentement.
- *Tapas* : l'ardeur dans l'austérité, la discipline, l'effort.
- *Svadhyaya* : l'étude permanente de soi, au quotidien.
- *Isvara pranidhana* : la dévotion à Dieu (ou principe universel).

→

---

3. *Asanas* : les postures.

4. *Pranayama* : le contrôle du souffle qui apaise le corps et l'esprit.

5. *Pratyahara* : le retrait des sens.

6. *Dharana* : la concentration.

7. *Dhyana* : l'état de méditation.

8. *Samadhi* : la béatitude éclairée, l'union parfaite entre le Soi et l'Esprit Universel.

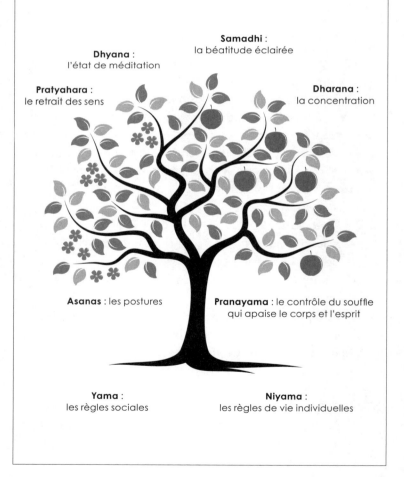

Samadhi :
la béatitude éclairée

Dhyana :
l'état de méditation

Pratyahara :
le retrait des sens

Dharana :
la concentration

Asanas : les postures

Pranayama : le contrôle du souffle
qui apaise le corps et l'esprit

Yama :
les règles sociales

Niyama :
les règles de vie individuelles

COMMENT BIEN MANGER YOGA ?

Le yoga défend l'idée que le corps est un temple que nous devons honorer en le nourrissant d'aliments purs. Sans aller jusqu'à l'orthorexie – obsession maladive qui consiste à ne rechercher que des aliments sains –, une fois que l'on pratique régulièrement, on se dirige assez naturellement et sans effort vers une alimentation plus équilibrée. Voici quelques principes tirés de sa philosophie à mettre en œuvre.

Je me présente « propre » à table (*Saucha*)

C'est le premier des *Niyama*. Dans son sens le plus littéral, on passe à table comme on pratique : en étant propre. Extérieurement et intérieurement. Certains yogis ne commencent pas leur journée sans avoir nettoyé la zone buccale avec un gratte-langue ou, à défaut, une cuillère. Ce procédé permet d'éliminer les sécrétions du système digestif et les impuretés qui se sont développées pendant la nuit. Il permet aussi de raffiner notre sens gustatif. Cette pratique ayurvédique baptisée *Gandouch*, s'effectue donc au réveil et peut être suivie par un bain de bouche à l'huile de coco ou à l'huile de sésame. À en croire les textes ayurvédiques, ce rituel « embellit les lèvres, renforce les dents, assainit les gencives[*]. Il augmente l'énergie du corps, la pureté de la parole. Il rend le visage plus harmonieux et beau. » La propreté est aussi intérieure : nous devrions cuisiner dans un lieu calme, l'esprit serein et tourné vers ceux que l'on va nourrir. L'attitude doit être la même lorsque l'on passe à table : calme et apaisée, libérée de ses émotions.

---

[*] L'huile de coco a aussi un effet « blanchisseur ».

Je me contente de ce que j'ai, ici et maintenant (*Santosha*)

Accepter que les choses ne soient pas telles qu'on l'aurait souhaité, mais être capable de faire face à l'imprévu, être ouvert à ce qui se présente. Vous avez décidé de ne plus consommer de sucre (ou de viande, de gluten, de produits laitiers…), sans être intolérant, et, invité chez des amis, on vous propose une tarte aux abricots faite maison. Vous pouvez, à moins que cela ne vous semble une trop grande forme de violence (*Ahimsa*) envers vous-même, choisir d'en prendre, ne serait-ce que pour ne pas froisser vos hôtes. *Santosha*, c'est aussi accepter les sentiments qui me traversent : mécontentement ou frustration, et ne surtout pas s'en vouloir de les ressentir.

Je fais preuve de modération (*Brahmacharya*)

Le quatrième des Yama (les règles individuelles) est souvent présenté comme l'abstinence sexuelle, la chasteté. Mais il s'agit aussi d'une invitation à la modération des organes des sens. « Maîtriser son palais pour sustenter son corps et non sustenter son corps pour satisfaire son palais », écrit Gita S. Iyengar dans *Yoga joyau de la femme*. Voilà l'une des limites de l'enseignement de Patanjali, particulièrement en France où les repas sont un grand moment de joie ! Certains yogis réfutent l'idée du plaisir, d'autres l'acceptent. Il faut toutefois comprendre que dans le yoga, les tentations ne sont pas vues comme des obstacles au bonheur, plutôt des manifestations naturelles qui nous offrent l'opportunité de grandir. « Bien des gens associent le yoga avec un rejet du monde, de ses responsabilités et de ses engagements, et avec une austérité extrême menant même à la mortification. Mais le plus grand défi et le plus grand accomplissement ne consistent-ils pas à vivre dans le monde, avec ses tribulations et ses tentations, tout en maintenant à la fois son équilibre et son sang-froid dans les situations de la vie quotidienne ? », écrit avec un bon sens réjouissant B.K.S. Iyengar dans *La voie de la paix intérieure*. À chacun de décider ce qui lui convient…

J'écoute mon corps (*Pratyahara*)

Cette sagesse s'applique également à la table. Si l'on relit les textes, l'un des huit piliers du yoga, *Pratyahara* invite à intérioriser ses sens, et, en les tournant en soi, prendre conscience de son corps et écouter son ressenti. Ne pas systématiquement répondre aux stimulis (ou tentations) extérieurs. Avec l'expérience d'une certaine pratique, et allié avec le contentement (*Santosha*) notre sensibilité se développe et notre corps sait ce dont il a besoin : les aliments qui nous sont bénéfiques, ceux qui nous alourdissent ou nous excitent trop, ceux que l'on digère bien et ceux qui nous pèsent sur l'estomac. Ceux qui nous procurent une sensation de plaisir immédiat, mais que nous digérons mal, comme ces pâtes au fromage fondant si réconfortantes, ou ce café qui ne nous réussit pas tant que ça ! Nous devrions également être capables de reconnaître le moment où nous sommes rassasiés, voire nous arrêter juste avant. En résumé, manger en conscience ou en présence, avec toute notre attention, curieuse et ouverte. Il faut faire confiance à l'intelligence du corps !

Mais aussi...

Manger en présence

Christophe André, célèbre psychiatre et auteur de très beaux livres sur la Pleine Conscience avait réservé un chapitre de *Trois minutes à méditer*[*], à la préparation de la ratatouille. En substance : lorsque vous préparez un plat (ratatouille ou autre), faites appel à tous vos sens : toucher, vue, odorat, ouïe, goût. Revenez à votre corps, en cet instant présent, et soyez attentif à la sensation des légumes sous vos doigts, aux parfums qui s'en dégagent, au bruit du couteau qui tranche, à l'accomplissement de ce mouvement qui n'est jamais tout à fait le même... Tournez toute votre attention dans ces gestes, que l'on effectue souvent de manière automatique, en pensant à tout autre chose. Et lorsque votre plat cuit, écoutez les bruits qui

---

[*] Éd. L'iconoclaste, 2017.

s'échappent de la casserole, humez le parfum du mélange d'épices et de légumes… être pleinement présent à une action a priori banale recèle des joies insoupçonnées et dévoile un monde d'une infinie subtilité.

J'exprime ma gratitude

Autrefois, les familles catholiques récitaient le bénédicité avant de déjeuner, une prière destinée à Dieu pour le remercier de leur avoir procuré de quoi manger à leur faim. Croyant ou non, on peut tirer une leçon de cette tradition aujourd'hui tombée en désuétude : l'idée de gratitude à l'égard de la Terre, qui a fourni les matières premières. Gratitude à l'endroit de celui qui a cultivé légumes, fruits et céréales, de la personne qui a préparé le repas et ainsi de suite. Mettre ainsi de la conscience dans toute la chaîne alimentaire permet de réaliser tout ce qui nous relie les uns aux autres. Essayez ainsi d'avoir de la gratitude pour le plat tout prêt que l'on réchauffe au micro-ondes ! L'intention n'est pas de juger ou de donner de leçons, mais de prendre conscience, lorsque c'est possible, du vivant, de revenir à davantage de simplicité.

J'honore le vivant

Respecter ce que la Terre nous a fourni en honorant ses fruits fait partie intégrante de la philosophie yogique. Cela peut aussi passer par un soin particulier apporté à la présentation : une belle nappe, des assiettes que l'on aime, des fleurs fraîches… Rendre le quotidien un peu plus beau n'est pas qu'un détail, c'est aussi une marque d'attention et une source de joie.

J'écoute mes sensations

Avant de vous précipiter sur votre plat, très appétissant, prenez quelques instants pour observer comment vous vous sentez là, maintenant, à cet instant. Que provoque chez vous l'envie de vous nourrir ? Est-ce une faim physiologique ou un réflexe qui vous pousse à manger ? Observez simplement, sans juger, tout ce que cela provoque comme pensées, émotions, sensations physiques, souvenirs éventuels… Et alors, peut-être, prendrez-vous conscience d'une vieille habitude ancrée en vous et à laquelle vous pourrez, si elle vous dérange, apporter une réponse différente ?

Je privilégie la convivialité et le partage

Si vous avez déjà assisté à un cours de yoga, vous avez sans doute chanté en début de cours le son « Om », trois fois. *[Aum (A-U-M) : A représente la naissance, U la continuation et M la mort, c'est le son primordial, universel].* Et lorsque tous les élèves le chantent en même temps, cela peut être un moment d'une grande beauté, celui d'une communion entre toutes sortes de vibrations et de souffles différents. C'est frissonnant ! C'est aussi cela l'essence du yoga : le partage, la communion, la transmission. Pas seulement l'obsession de l'alimentation saine, mais le plaisir d'un même repas partagé. Il y a une différence entre être à l'écoute de son corps, et se replier sur soi-même et se séparer des autres. Écouter son corps est important, tout en étant présent au monde. Gare à l'intolérance et à la rigidité. Le yoga, c'est aussi la souplesse !

AYURVÉDA ET YOGA, DEUX SCIENCES COMPLÉMENTAIRES ?

On ne peut pas parler d'alimentation en yoga, sans évoquer l'ayur-véda, cette « sœur » du yoga, science complémentaire qui englobe à la fois médecine, soins corporels, massages… et envisage l'Homme dans son ensemble, corps et esprit. L'ayurvéda, littéralement « science de la vie », est une tradition cinq fois millénaire extrê-mement complexe, qui nécessite de longues années d'apprentissage[*]. L'ayurvéda n'a pas pour but de remplacer la médecine allopathique

---

[*] Pour en savoir plus, voir la bibliographie en fin d'ouvrage.

occidentale, mais de s'intéresser aux causes de nos déséquilibres et maladies, alors que la médecine allopathique traite les symptômes.

L'ayurvéda donne à chacun des clés pour s'alimenter selon sa nature ou son tempérament, selon les saisons, le climat, son lieu de vie, son âge et la phase dans laquelle on se trouve (en pleine croissance, et, pour les femmes, la phase de menstruation, de ménopause)… Toutes les variables déterminent notre nature, changeante.

L'univers, selon le yoga et l'ayurvéda est composé, comme tout notre environnement, de cinq éléments : la Terre, l'Eau, le Feu, l'Air et l'Éther ou Espace. Si les quatre premiers sont évidents, le dernier est à comprendre comme une force en expansion qui permet la circulation du *Prana*, notre énergie vitale, qui emplit tous les espaces.

Ces cinq éléments, qui sont présents partout, et en chacun de nous, se combinent pour déterminer notre « terrain » ou tempérament de naissance, et que l'on cherchera à équilibrer toute sa vie. Notre tempérament est composé de trois « doshas », *Vata, Pitta* et *Kapha : Vata*, composé des éléments Air et Éther ; *Pitta*, mélange des éléments Feu et Eau ; *Kapha*, associant Terre et Eau.

On peut avoir en soi les trois doshas équilibrés, ce qui est assez rare. Plus généralement, ces trois doshas cohabitent en nous. L'un peut être dominant, parfois ce sont deux doshas dominants. À nous de retrouver la bonne entente entre ces trois humeurs.

Comment reconnaître son dosha ?

Même si l'idéal reste de rencontrer un praticien ayurvédique (un *vaidya*) qui déterminera votre terrain avec précision, on peut se faire une idée générale de son dosha dominant. Voici quelques questions qui vous permettront de déterminer cette tendance.

D'allure, vous êtes plutôt...

    a. Mince, élancé, vos hanches sont étroites et vos attaches (poignets, chevilles) fines.

    b. Harmonieux, de stature moyenne.

    c. Une ossature robuste, des rondeurs, vous prenez facilement du poids.

Votre peau est...

    a. Très souvent sèche (mains, visage et lèvres gercées…).

    b. Souple, pâle ou rosée.

    c. Très douce et pâle.

Votre mémoire...

    a. Vous apprenez vite, mais oubliez tout aussi rapidement.

    b. Vous apprenez vite, et retenez généralement bien les choses.

    c. Vous pouvez être assez lent au démarrage, mais vous avez une mémoire infaillible.

En cas de stress...

    a. Vous paniquez, vous êtes agité.

    b. Vous vous mettez souvent en colère.

    c. Vous perdez difficilement votre calme.

Vous n'aimez pas le temps (météorologique)...

    a. Froid et sec.

    b. Chaud et humide.

    c. Froid et humide.

Vos sens de prédilection

    a. Le toucher et l'audition.

    b. La vue.

    c. Le goût et l'odorat.

Vos repas

   a. Très irréguliers, il vous arrive fréquemment de sauter un repas.

   b. Impossible de sauter un repas, vous avez faim !

   c. Peu d'appétit, mais vous cherchez le réconfort dans la nourriture.

Vous bougez...

   a. D'un pas léger et alerte (on dit souvent que vous sautillez).

   b. Sûr et décidé.

   c. Lent et gracieux.

FAITES LES COMPTES

Si vous avez un maximum de réponses :

a. vous avez une dominante *Vata* ;

b. vous avez une dominante *Pitta* ;

c. vous avez une dominante *Kapha*.

Le dosha Vata est lié à l'élément Air

Dans le corps, il correspond aux mouvements, des muscles, de la respiration, du cœur. *Vata* est froid, sec et léger. Les personnes *Vata* sont généralement minces, avec la peau sèche. Elles sont vives, créatives et pleines d'allant. Lorsque le dosha *Vata* est équilibré, la créativité, la flexibilité et la spiritualité s'expriment pleinement. Déséquilibré, ce sont la dispersion et la superficialité, la peur et l'anxiété qui l'emportent.

Le dosha Pitta est lié au Feu

Dans le corps, il correspond à la digestion, la nutrition, l'assimilation, le métabolisme. Il est chaud et acide. Les personnes *Pitta* ont un corps généralement musclé, solide, de taille moyenne. *Pitta* équilibré, c'est une grande intelligence et un esprit aiguisé.

Déséquilibré, c'est la colère, l'envie, la jalousie et parfois la violence qui l'emportent.

Le dosha Kapha est associé à la Terre et à l'Eau

Dans le corps, il correspond aux « liants » qui structurent le corps : tendons, muscles, articulations. *Kapha* est lourd, froid. Les personnes *Kapha* peuvent être rondes, avoir une peau douce et bien hydratée. Elles sont calmes, tolérantes, magnanimes. Elles sont aussi plutôt casanières et perdent rarement leur sang-froid. *Kapha* équilibré, c'est l'amour, la compréhension, le pardon. Déséquilibré, *Kapha* mène à l'obsession, la colère, l'envie, l'attachement.

Quels sont les aliments à privilégier selon son dosha ?

Pour équilibrer Vata, sec et froid

Il est recommandé de se tourner vers des aliments consistants, « mouillés », chauds. À vous la *comfort food* : les tajines, les plats longuement mijotés, consistants et réchauffants. À éviter, en revanche, les aliments crus qui ont un effet rafraîchissant. Pour les *Vata* qui s'épuisent très facilement, rien ne vaut la régularité (ne sautez surtout pas de repas !) et le repos au quotidien. Si possible, évitez les excitants comme le thé, le café et l'alcool.

⇨ **Quelques exemples d'aliments qui pacifient *Vata*** : asperges, carottes, patates douces, haricots verts, abricots, bananes, avocats, melons, riz, pois chiches, tofu. L'huile de sésame est fortement recommandée, y compris en massage.

Pour équilibrer Pitta, dominé par le Feu

Inutile d'en rajouter ! Il faudra éviter les plats trop chauds et épicés, qui sont excitants. Le plus important, pour les *Pitta*, étant la modération (les personnes *Pitta* ont souvent du mal à s'arrêter, que ce soit dans le travail comme dans leur façon de s'alimenter).

Le régime végétarien leur convient particulièrement bien, le calme et la fraîcheur. Il faudra simplement éviter les fruits et légumes pas assez mûrs, les tomates et les aubergines, les aliments acidifiants (fromage, yaourt…), l'alcool, le café, le jus d'orange.

⇨ **Quelques aliments qui pacifient Pitta** : salades et légumes de toutes sortes (sauf les deux mentionnés plus haut), pommes, avocats, figues, prunes et pruneaux (tous bien mûrs), riz, huile d'olive et de noix de coco, cardamome, graines de coriandre.

Pour équilibrer Kapha, tempérament « lourd »

Il faut, au contraire, un peu de stimulation, d'excitant, du chaud, léger et du sec, et surtout, éviter le sucre, le huileux, le froid. *Kapha* devra donc faire l'impasse sur toute nourriture frite ou trop riche, sur les sandwiches, la glace… Mais, au contraire, consommer des plats légers, épicés, chauds si possible (par exemple cuits au four, rôtis).

⇨ **Quelques aliments qui pacifient Kapha** : tous les légumes (éviter ceux qui ont une saveur légèrement sucrée tels que tomates, courgettes et patates douces), les fruits secs, le sarrasin, les fruits de mer, l'infusion de gingembre chaude, les aliments astringents (raisin, pomme verte, curcuma).

L'ayurvéda distingue six *rasas* (saveurs) à marier entre elles, au cours d'un repas : le sucré, le salé, l'amer, le piquant, l'astringent et l'acide.
- Pour *Vata,* mieux vaut éviter l'amer, l'astringent et le piquant ; préférer le sucré, l'acide et le salé.
- Pour *Pitta*, éviter l'acide, le salé, le piquant ; préférer l'astringent, le sucré et l'amer.
- Et pour *Kapha*, éviter l'acide, le salé et le sucré, préférer l'amer, l'astringent, le piquant.

L'ORDRE DE PRÉDILECTION SELON L'AYURVÉDA

La façon de s'alimenter en ayurvéda et en yoga diffère. Si le yoga privilégie des aliments riches en *prana*, peu cuits, peu transformés, l'ayurvéda consiste en un savant mélange de saveurs (voir ci-dessus). Pour les repas, l'ayurvéda recommande de consommer en premier les aliments durs. Puis viennent les éléments mous, et enfin les éléments liquides.

Concernant les saveurs, l'ayurvéda recommande d'absorber la saveur douce et sucrée des fruits en début de repas. Puis viennent l'acide et le salé, le piquant, l'amer et l'astringent, en fin de repas. Cela est bien sûr une indication, néanmoins, de nombreux nutritionnistes s'accordent pour dire qu'il est préférable de consommer les fruits crus en dehors des repas. On peut terminer par une note sucrée, mais avec des fruits cuits, plus faciles – dans ce contexte – à digérer.

EN QUOI CONSISTE LA NATURE DES ALIMENTS, ET POURQUOI EST-ELLE SI IMPORTANTE ?

Selon le *Samkhya,* l'un des systèmes de philosophie indienne sur lequel s'appuient le yoga et l'ayurvéda, *Purusha* est la conscience pure, le principe ultime à l'origine de la création du monde. *Purusha* contemple *Prakriti*, la nature primordiale, force féminine mouvante présente en toute chose.

Prakriti est elle-même composée de trois *guna* : les qualités fondamentales que l'on retrouve en tout. Ces trois *guna* sont : *Tamas*, *Rajas* et *Sattva*. Soit respectivement l'inertie, l'action et la lumière. Notre corps, notre esprit, l'univers tout entier sont régis par un jeu d'équilibre entre ces trois forces complémentaires et indispensables. Ces *guna* ont aussi une influence sur les *doshas*.

Si les *doshas* déterminent notre terrain physiologique, les *guna* déterminent nòtre nature mentale et spirituelle. Un dosha peut ainsi être sattvique (clair, pur), rajasique (distrait, agité, excessif) ou tamasique (lourd, indolent, ignorant).

On retrouve la présence de ces trois forces dans l'alimentation et dans notre assiette : on parle alors d'aliments rajasiques, tamasiques ou sattviques, et chacun a une incidence différente sur notre corps et notre esprit.

Les aliments tamasiques

Ils sont dépourvus de vie. Ils apportent lourdeur, inertie, paresse, indolence, doute... Ce sont des aliments trop cuits ou trop lourds, frits, qui n'ont pas de goût. Tous les produits industriels, les plats cuisinés à l'avance et réchauffés, les produits gardés trop longtemps au réfrigérateur, qui ont vieilli ou fermenté, les conserves, les champignons, la viande (de bœuf, de porc et d'agneau), les œufs, le chocolat au lait, les vieux fromages, les aliments macérés dans du vinaigre ou fumés, le café, le fast-food, les chips, tous les aliments transformés, raffinés, congelés, contenant des conservateurs ou des rehausseurs de goûts, passés au micro-ondes, trop cuits ou grillés au barbecue ainsi que l'alcool et les drogues. Trop manger est tamasique.

Les aliments rajasiques

Ils sont amers, acides, salés, piquants, chauds et secs. Sont rajasiques toutes les épices, l'ail, les oignons et beaucoup de produits de la terre (les légumes racines), les laitages, les fromages, les œufs, les pommes de terre, les légumineuses, les poissons et les fruits de mer, le poulet, le sucre, le chocolat noir, les aubergines, les radis, les oignons, le gingembre, le thé, les corps gras. Les aliments rajasique fournissent de l'énergie à l'organisme et le stimulent. En petites quantités, ils s'incluent dans l'alimentation, mais en trop grandes quantités, ils créent agitation et perte de contrôle. L'excès d'aliments rajasiques nous rend agités, instables, insatisfaits, nerveux, agressifs et peut provoquer des troubles du sommeil. Manger trop vite est rajasique.

Les aliments sattviques

Nourrissants et complets, ils apaisent le corps et le mental. Riches nutritionnellement, ils accroissent notre énergie mentale et spirituelle. Leur saveur apporte satiété, joie, gaieté, vigueur, santé. Les aliments sattviques sont aussi très bénéfiques pour le sommeil. Ce sont les fruits et légumes de saison, cultivés dans le respect de la terre, mais aussi les graines (amandes, noisettes, noix…), les céréales complètes, les graines germées, le ghee, le lait entier (non pasteurisé de préférence), les aliments non transformés, les lentilles claires ou corail, etc. Issus de l'agriculture bio, de saison, locaux, frais, ils se digèrent facilement et apportent vitalité, endurance. Ils favorisent ainsi le développement personnel.

POURQUOI FAUT-IL LIMITER LES INGRÉDIENTS TAMASIQUES ET RAJASIQUES ?

L'une des finalités du yoga (même si le yoga, par essence, n'a pas de fin : il consiste plus en un long voyage d'apprentissage, et c'est l'essentiel) est d'équilibrer ces *guna*, en tendant vers *Sattva* et donc en privilégiant les aliments sattviques. Nous en avons besoin pour garder un corps sain, pour un esprit plus vif. Mais nous avons aussi besoin d'aliments tamasiques, en petites quantités. En effet, ces derniers nous ramènent au sol, à la terre, et nous ancrent.

Nous avons aussi besoin d'un peu d'excitation, d'aliments rajasiques pour nous fournir de l'énergie. De même que les aliments sont soumis aux fluctuations de *Prakriti*, nous sommes aussi soumis à ces trois *guna*. Avons-nous des tendances plutôt sattvique, rajasique ou tamasique ? Il faudra chercher à équilibrer cette tendance par le choix des aliments que nous consommons, mais aussi par notre façon de manger. En ramenant tout simplement de la conscience dans notre alimentation. Ainsi, une personne à tendance rajasique devra freiner ses pulsions et prendre le temps de savourer. Une personne, au contraire, tamasique devra mettre davantage d'intention dans la préparation de son repas.

COMMENT CHOISIR LES ALIMENTS LES PLUS RICHES EN *PRANA* ?

Comme le mot latin *anima*, le *Prana* est tout à la fois souffle et âme. C'est un élan, une énergie, une force de vie que l'on trouve en toute chose, animée et non animée, l'équivalent du *Qi* pour les Chinois. Le *Prana* est aussi présent en nous, dans notre respiration, dans les *nadis*, ces canaux énergétiques (on en compte 72 000) qui traversent le corps. Et le *Prana* est bien sûr présent dans notre assiette, dans les aliments que nous consommons… Il est donc important, que l'on pratique ou non le yoga, de privilégier une nourriture riche en énergie vitale, en vitamines, en minéraux. Des aliments provenant de circuits courts, non réfrigérés, n'ayant pas traversé des océans ou des kilomètres en camion. Des produits locaux, de saison, cultivés dans le respect de la terre (biologiques ou biodynamiques). Derrière le principe de l'alimentation riche en *Prana*, c'est tout simplement le bon sens qui nous invite à consommer raisonnablement. Après des décennies de culture intensive propre à abîmer les sols, à déconnecter notre alimentation de sa source, il est temps de retrouver le rythme des saisons et la modération.

COMMENT PRENDRE SOIN DE SON FEU DIGESTIF ?

En ayurvéda, la force qui nous permet d'assimiler, digérer, métaboliser, non seulement les aliments, mais aussi les expériences, les émotions, est la même : *Agni* (le feu digestif). Un *Agni* fort permet une bonne santé, une résistance aux maladies comme aux chocs émotionnels.

Lorsque notre alimentation est déséquilibrée et que notre système digestif ne parvient plus à assimiler ce que nous mangeons, l'accumulation de ces résidus dans les intestins peut se transformer en toxines (*Ama,* selon l'ayurvéda). Avec le temps, ces toxines accumulées pourront se répandre dans notre côlon et provoquer fragilités et maladies. On peut ressentir des signes avant-coureurs de ce déséquilibre par la fatigue, une impression de pesanteur dans le corps, d'apathie, des ballonnements… qui signalent tout simplement l'affaiblissement global de notre énergie vitale.

L'alimentation déséquilibrée, non sattvique, est en cause : produits industriels, aliments trop riches, trop gras, trop salés, l'alcool, les excitants, mais aussi notre façon de manger, à des horaires trop irréguliers, dans la précipitation, en trop grande quantité, trop chaud, sous le coup des émotions.

Pour évacuer cet excès de toxines, un court jeûne peut être recommandé, du dernier repas du soir (à 20 heures) au déjeuner du lendemain, voire plus si l'on en ressent le besoin. On peut aussi envisager une monodiète de fruits (pomme ou raisin) aux changements de saison, de 24 heures ou plus. On peut aussi compter sur les infusions de plantes ou une eau citronnée pas trop chaude pour purifier nos intestins.

Une bonne alimentation et une bonne digestion renforcent notre système immunitaire, nous apportent énergie, puissance et une joie de vivre (*Ojas* selon l'ayurvéda). Il faut donc aller vers *Sattva* par l'alimentation et l'attitude : sérénité autour des repas, régularité, modération. Manger en trop grande quantité, même des aliments de qualité (légumes, fruits…), aura des effets négatifs.

ALIMENTATION ET ZONES ÉNERGÉTIQUES

Le yoga reconnaît, dans le corps humain, cinq zones énergétiques dans lesquelles circule le *Prana*, cette énergie vitale mentionnée plus haut. Il s'agit de *Prana Vayu*, tout ce qui alimente le corps et l'esprit (situé dans la zone de la poitrine et de la tête) ; *Udana Vayu* (la parole, la volonté, située dans le cou, les clavicules) ; *Samana Vayu* qui assimile aussi bien les émotions que les aliments (et qui correspond à la zone des organes digestifs) ; *Apana Vayu* (tout ce qui expulse les déchets – physiques et psychiques – de notre corps, digestion, excrétion) ; et enfin *Vyana Vayu* qui fait circuler l'énergie (mais aussi aliments, eaux, émotions, pensées…) dans tout le corps. Si le yoga veille à équilibrer toutes ces zones énergétiques, *Samana* et *Apana* sont particulièrement importants pour une bonne digestion (des aliments comme des émotions), en effet, *Samana* contrôle *Agni*, le feu digestif, qui permet le tri entre les nutriments et les toxines, entretient ainsi notre système immunitaire et nous garantit une bonne santé et une longévité record.

2 MANGER YOGA EN PRATIQUE

QUELLES SONT LES BASES DE LA YOGA FOOD ?

En Inde, le végétarisme est différent de celui que nous connaissons en France et en Europe. De nombreux Indiens sont lacto-céréaliens : ils consomment beaucoup de produits laitiers, mais pas d'œufs, car en manger est considéré comme une forme de « vol » aux poules, et donc non respectueux d'*Ahimsa*. D'autres régimes se rapprochent des recommandations du yoga. Le régime macrobiotique, par exemple, est fondé sur la même idée d'équilibre entre deux forces antagonistes et complémentaires. Pour résumer très grossièrement, Yin est féminin, Yang est masculin.

On retrouve dans le yoga ces deux forces complémentaires sous la forme d'*Ida* et *Pingala*, deux canaux énergétiques (les *nadis*) dans lesquels circule le *Prana*, l'énergie vitale. *Ida* et *Pingala* entourent la colonne vertébrale. *Pingala*, énergie solaire, masculine, part de la narine droite pour descendre jusqu'en bas de la colonne vertébrale. *Ida*, énergie lunaire, féminine, part de la narine gauche et descend, elle aussi, le long de la colonne jusqu'à la base de cette dernière. Entre les deux, *Sushumna* est le canal principal par lequel transite notre énergie vitale, le *Prana*. *Ida* et *Pingala* s'entrecroisent et, à ces points de rencontre correspondent les différents chakras (centres énergétiques).

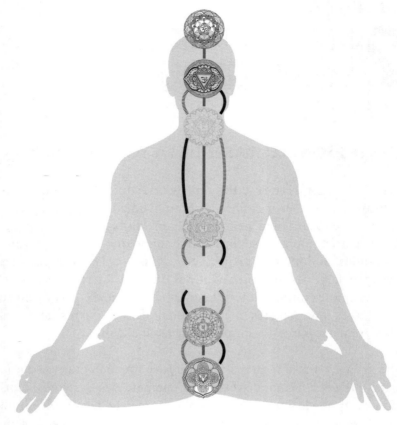

En noir : canal de gauche, *Ida*
En pointillé : canal de droite, *Pingala*
En gris : canal central, *Shushuma*

Le régime macrobiotique, mis au point par George Ohsawa dans les années 1920, rencontrera un grand succès à partir des années 1950, lorsque son créateur voyage aux États-Unis et en Europe pour faire connaître son travail. Cette alimentation propose dix régimes basés sur des céréales complètes, auxquelles s'ajoutent éventuellement légumes, potages, viande, salade… Pour George Ohsawa, l'alimentation est l'une des clés du bonheur et de la paix dans le monde. « *L'Homme n'est pas une entité séparée dans un univers créé pour le servir, mais, né du limon de la terre, il est seulement le dernier chaînon dans le temps d'une série d'êtres avec lesquels il reste en symbiose.* », écrit-il dans son manifeste. Comme l'ayurvéda, l'alimentation macrobiotique se fonde sur le principe que chacun est son propre médecin. C'est une méthode « *pragmatique […] basée sur l'expérience et en particulier sur celle qui sera vôtre…* », écrit-il.

Parmi les autres modes d'alimentation proches de la philosophie du yoga, on trouve la cuisine vive ou vivante, qui consiste à s'alimenter de produits crus, tels qu'on les trouve dans la nature, les moins transformés possible : légumes et fruits crus, graines germées, miel, chocolat cru, algues… avec pour bienfaits, selon ceux qui respectent ce régime, une énergie accrue, une sensation de satiété mieux maîtrisée et une sensibilité plus aiguisée qui permet d'aller vers les aliments qui nous conviennent le mieux. L'alimentation vive rejette tous les aliments transformés, mais aussi café, sucres, farines, viande, poisson, fromage, alcool. Voilà qui fait écho au *Prana* évoqué précédemment…

LES 12 HABITUDES À PRENDRE POUR MANGER YOGA

Si l'on considère, en yoga, que le corps est un temple que l'on se doit de respecter, il mène à prendre conscience que ce respect et cette attention dépassent le simple corps pour embrasser l'environnement. En cela, le yoga et l'écologie en arrivent à la même conclusion : on ne peut pas prendre soin de soi sans accorder de l'importance à la façon dont on se nourrit et dont on consomme. L'inverse est aussi vrai : comment prendre en considération les autres et le monde qui nous entourent sans être respectueux de soi-même ? Tout est lié. Nous devrions nous tourner vers des pratiques plus justes, pour une vie plus vertueuse et respectueuse de notre environnement.

1. Quelles sont les règles diététiques à suivre ?

La principale règle à suivre, c'est de respecter les bonnes associations pour favoriser la digestion. Avant de parvenir à trouver soi-même la voie de ce qui nous convient, quelques règles de base permettent de comprendre quelles sont les associations alimentaires à privilégier.

Respecter l'équilibre acide-base de notre corps

Le pH de notre sang est d'environ 7,4. L'idée du régime acide-base est de retrouver un équilibre similaire dans notre alimentation en évitant les produits trop acidifiants qui peuvent causer de la fatigue et entraîner une déminéralisation osseuse (responsable de l'ostéoporose). Les aliments acides ou acidifiants ne sont pas nécessairement acides au goût (le citron ne l'est pas, par exemple), mais génèrent des acides au cours de la métabolisation. C'est le cas de la viande, des poissons et crustacés, des laitages et des œufs (particulièrement le jaune), des aliments raffinés, de la tomate. Il est préférable de consommer davantage d'aliments aux effets alcalinisants tels que les fruits et légumes frais, les pommes de terre, la patate douce, les châtaignes, les bananes, certains légumes verts… De même, il vaut mieux éviter l'association protéines animales et féculents. Les premières, très acides, se marient mal avec les secondes, basiques, rendant la digestion difficile.

ALIMENTS ALCALINISANTS ☺	PEU ACIDIFIANTS ☺	ACIDIFIANTS ☹
• Les fruits et légumes de saison, bien mûrs. Banane, citron, pamplemousse. • Amande, noix du Brésil. • Légumes verts, patate douce, châtaigne, pomme de terre (non frite), courges. • Maïs. • Lait entier cru, fromage frais. • Jaune d'œuf. • Lait et yaourt de soja. • Persil, basilic, sel de mer, miso. • Huiles d'olive, de tournesol (de première pression à froid). • Infusions de menthe verveine tilleul.	• Fruits : melon, cerise, pêche, pomme, poire, pruneau. • Noix de cajou, sésame. • Légumes blancs, radis navet, poivron, ail… • Riz complet, farines complètes. • Lait pasteurisé, crème fraîche, yaourt au bifidus. • Œufs (si possible peu cuits). • Poissons maigres, fruits de mer. • Miel, épices. • Thé vert. • Bière.	• Les produits transformés • Les sucres raffinés. • Fruits : brugnon, abricot, reine-claude, groseille, framboise, mûre, mandarine, orange, ananas, kiwi. • Noix, noisette, noix de pécan, pistache… • Tomate (plus acide encore lorsqu'elle est cuite), aubergine. • Pain au levain, pain blanc. • Pâtes, farines blanches. • Fromages mûrs, parmesan. • Les protéines animales (particulièrement viande rouge et charcuterie). • Poissons gras (thon, sardine, saumon), crustacés. • Pois chiche, haricot rouge. • Moutarde, mayonnaise. • Café, thé. • Vin, alcools forts.

En résumé, consommez peu de viande, mais si vous le faites, choisissez-la de bonne qualité, évitez les produits industriels et transformés en accompagnement (frites, purée en flocons, gratins de légumes cuisinés…), et mangez beaucoup de légumes et fruits frais et de saison !

Faire attention à l'apport en sodium et en potassium

Le sodium, lorsqu'il est présent en trop grande quantité et au long cours, est responsable de hausses de tension, de troubles métaboliques (surpoids, diabète), voire de maladies cardiaques et rénales, d'ostéoporose ou même de certains cancers (estomac surtout). Autant dire qu'il est nécessaire de le limiter. Le potassium doit, au contraire, être augmenté afin d'éviter une hausse de pression artérielle et la déminéralisation osseuse. Et tous deux sont liés : lorsque l'un monte, l'autre descend, et vice versa. Avoir trop de sodium s'accompagne donc forcément d'un taux insuffisant de potassium. Pour rétablir la balance, et donc plus largement l'équilibre acido-basique, mangez moins de sel (sodium) mais plus de fruits et légumes (potassium) ! Au quotidien, nos apports en sel viennent majoritairement du pain et de tartines type biscottes (même s'ils ne sont pas très salés en soi, on en mange beaucoup), puis du sel ajouté, des plats préparés, de la charcuterie, des soupes industrielles, des fromages, sauces et condiments (bouillons cubes, sauce soja et nuoc-mâm, moutarde, ketchup…). On privilégie les sources de potassium : fruits frais (particulièrement la banane), légumes verts frais, légumes secs (lentilles, haricots secs…), pomme de terre et patate douce, herbes fraîches (persil, basilic, ciboulette…), figues, dattes, raisins et abricots secs…

Consommer du « bon gras »

Ces dernières décennies, le lien a été établi entre notre alimentation et les inflammations chroniques (qui peuvent, à moyen ou long terme entraîner obésité, diabète, maladies cardio-vasculaires, cancers…). L'une des origines de ces inflammations proviendrait de notre surconsommation d'oméga 6, au détriment des oméga 3. Ces acides gras essentiels ne sont pas fabriqués par notre corps, nous devons donc les rechercher dans l'alimentation. Les oméga 6 ont une action inflammatoire utile pour se défendre en cas d'attaque de virus. Les oméga 3 sont de puissants anti-inflammatoires, qui participent à la régulation de la tension artérielle, l'élasticité de nos vaisseaux sanguins, la fabrication de plaquettes, et permettent de lutter contre l'arthrose, le diabète, la dépression et encore bien d'autres affections.

Le ratio recommandé est de quatre oméga 6 pour un oméga 3. Or, ces dernières années, il aurait explosé pour être à vingt-deux contre un. L'une des raisons est notre surconsommation de viandes issues de l'élevage intensif. Les animaux, sont nourris de maïs et de soja, très riches en oméga 6. Pour retrouver l'équilibre entre ces deux acides gras, on peut commencer par éliminer les produits (industriels, donc) contenant de l'huile de palme, et remplacer l'huile de tournesol et de pépin de raisin par des huiles de colza, d'olive, de chanvre, de caméline… On trouve également des oméga 3 dans les oléagineux : noix, chanvre, chia, lin (mixées pour permettre leur absorption) et dans les poissons gras, tels que la sardine, le maquereau, l'anchois. Attention aux gros poissons (saumon, thon) riches en oméga 3, mais aussi en métaux lourds et antibiotiques.

Veillez également aux huiles que vous achetez. Il est préférable de choisir des huiles d'une même origine, de première pression à froid, et biologiques. Les huiles sont vivantes, elles doivent être conservées dans un récipient opaque, à l'abri de la chaleur.

Varier son alimentation
Manger toujours la même chose, c'est l'assurance de carences à plus ou moins long terme. Le meilleur moyen de varier son alimentation est de multiplier les couleurs. Plus elles sont variées dans l'assiette, meilleure sera votre alimentation.

Ne pas lésiner sur les légumes verts
Souvent mal aimés des enfants (sans que l'on sache bien pourquoi !), ces légumes sont pleins de vertus : riches en fibres, ils stimulent le transit intestinal. Beaucoup d'entre eux sont alcalins et s'associent à tous les autres aliments (céréales complètes, légumes crus ou

cuits, légumineuses) pour une bonne digestion. Ils sont également riches en minéraux, en chlorophylle, en antioxydants… Certains yogas comme le *kundalini*, un yoga physique et spirituel, invite ses pratiquants à suivre pour quelques jours des monodiètes. À base de riz complet, selon les préceptes du régime macrobiotique, ou d'un seul fruit, et parfois même d'aliments verts pour reminéraliser l'organisme et mettre le foie au repos.

Adapter ses aliments à son tempérament, son âge et son activité

Une personne âgée ou très sédentaire aura moins de besoins qu'un enfant ou un adolescent en pleine croissance, qu'un sportif ou une femme enceinte. Cette dernière aura sans doute besoin de davantage de fer pendant toute la durée de sa grossesse. Un sportif devra faire attention à l'apport en glucides et protéines, et les adolescents, dont les besoins nutritionnels sont les plus élevés, à ne pas être carencé en calcium, fer ou vitamines. Chacun doit ainsi, bien entendu, adapter son alimentation à ses besoins, pour donner à son organisme tous les éléments nécessaires à son bon fonctionnement.

Très souvent, notre corps envoie des messages. Nous pouvons les ignorer ou apprendre à les écouter. Un besoin de protéines se fera par exemple sentir pendant une période de fatigue. Ou une intense envie de vert, de croquant, après avoir peut-être consommé trop de glucides… On peut écouter ces besoins, comme des appels, tout en les déconnectant de ses émotions (reprendre un troisième croissant n'est pas raisonnable, quel besoin fondamental suis-je en train d'essayer de combler ?). L'important est de s'écouter et d'observer, sans jugement, ce qui nous traverse.

Ne pas modifier brutalement ses habitudes alimentaires

En voyage, ou en cas de rupture de jeûne ou de monodiète, il faut progressivement habituer son appareil digestif à ces changements de régime et reprendre en douceur une alimentation variée.

Préférer les produits frais

L'idée est de manger des aliments les moins transformés possible, et n'ayant pas attendu des jours au réfrigérateur. On privilégie ainsi des légumes de saison, et biologiques si possible. Crus, les aliments sont pleins de *Prana* selon le yoga, bien plus sains, nourrissants et bons. On les consomme à peine cuits, ou alors cuits à une température relativement douce, pour ne pas leur faire perdre tous leurs bienfaits. Et on les prend locaux, parce que leur impact carbone est moindre, et que la nature, particulièrement sous nos latitudes, nous donne de quoi nous nourrir dans notre environnement proche.

Mastiquer longuement

Gandhi affirmait : « Vous devez mâcher vos boissons et boire vos aliments. » La mastication prolongée facilite le travail de tout l'appareil digestif. Plus les aliments seront fractionnés, moins il y aura de travail pour les enzymes. Les mastiquer longuement permet aussi de les amener à la bonne température dans notre estomac. Enfin, la mastication déclenche la salivation. Tout est bénéfique pour la digestion qui sera plus rapide et aisée. Le seul aliment auquel une longue mastication ne change rien, c'est la viande qui se digère dans l'estomac par les sucs gastriques et non par la ptyaline, l'enzyme de la salive comme c'est le cas pour les féculents. Au moment du repas, mâchez longuement (plus de dix fois) votre bouchée, puis posez votre fourchette et attendez d'avoir dégluti pour vous resservir.

Manger dans une atmosphère sereine en se concentrant sur ce que l'on absorbe

Les émotions négatives, telles que le stress ou la colère perturbent la digestion. Le lien entre le ventre et le cerveau a fait l'objet de nombreuses études, mises en lumière dans un formidable documentaire, *Le ventre, notre deuxième cerveau* de Cécile Denjean (2013), qui montre à quel point notre ventre est « intelligent ». Ce dernier abrite plus de 200 millions de neurones, soit autant que dans le cortex d'un chien ou d'un chat. Notre cerveau entérique – celui du ventre – produirait 95 % de la sérotonine, un neurotransmetteur qui participe à la gestion de nos émotions. Les émotions influencent notre ventre, mais les recherches récentes ont montré que l'inverse est aussi vrai : le ventre influence nos émotions. Ventre et cerveau communiquent, sans que nous en soyons pleinement conscients. Si nous interprétons une situation comme stressante, les signaux envoyés par le cerveau vont altérer le fonctionnement des nerfs entre l'estomac et l'œsophage, d'où des brûlures d'estomac... On retient donc une chose : pour digérer sereinement, lutter contre le stress est un préalable.

Rester souple et s'adapter

Ainsi que nous l'avons évoqué plus haut, la recherche d'une alimentation saine ne signifie pas que l'on doit devenir intolérant au moindre aliment « nutritionnellement incorrect ». Même s'il est tentant de vouloir bien faire, tout excès n'est pas yogique du tout !

Manger vite, trop chaud, trop froid, trop tard le soir

Pour d'évidentes raisons physiologiques, manger trop vite perturbe la digestion. Lorsque l'on mange trop vite, c'est l'assurance de trop manger, car la sensation de satiété n'arrive que quinze à vingt minutes après le début du repas. Si l'on mange trop vite, avant d'avoir ressenti l'impression de satiété, la faim reviendra nous tenailler plus rapidement. Manger tard le soir est également une mauvaise idée. Dîner juste avant de se coucher complique le processus de digestion, les aliments descendent moins bien dans les intestins et restent plus longtemps dans l'estomac. Idéalement, il faudrait laisser passer deux heures entre le dernier repas du soir et le coucher, donc ne pas dîner trop tard.

2. Quels aliments éviter ?

Les produits industriels

Bien sûr, ils permettent de gagner du temps, mais les plats tout prêts sont pauvres en nutriments mais riches en mauvaises graisses, en sel raffiné, en conservateurs, en additifs, et en colorants… autant de choses dont notre corps n'a nullement besoin et qui peuvent, à doses excessives, être toxiques.

Le sucre raffiné et caché

Un autre poison bien caché dans notre alimentation. Il y a le sucre blanc, visible que l'on décide ou non de mettre dans son thé ou dans son café. Mais il y a aussi quantité de sucres cachés dans notre alimentation quotidienne : dans les boissons gazeuses, les jus de fruits du commerce, le pain, les pâtes… La consommation de sucre en France par jour et par personne est de 100 grammes en moyenne, lorsqu'elle devrait être au maximum de 40 grammes. Or, tout sucre non nécessaire à notre corps est transformé en graisse. On sait désormais que l'excès de sucre peut entraîner le surpoids, l'obésité, le diabète de type 2, des problèmes ORL, entre autres réjouissances. Mieux vaut préférer les « bons » sucres, naturellement présents dans les fruits, par exemple. On peut aussi le remplacer par le miel (de producteur). Gare aux miels du commerce qui sont souvent des mélanges aux origines variées, enrichis en sirop de glucose, en amidon, voire des sirops de glucose aromatisés (mais c'est écrit dessus). Mieux vaut choisir son miel directement auprès d'un producteur sur un marché. Il existe aussi d'autres sucres : de coco, rapadura, non raffinés, et bien meilleurs pour notre santé.

Le sel raffiné

Le sel naturel, non raffiné est constitué de chlorure de sodium, de chlorure de potassium et de chlorure de magnésium, mais aussi de minéraux (calcium, iode, fluor) excellents pour la santé. Or, le sel raffiné, dont la seule vertu serait d'être moins sensible à l'humidité, de moins s'agglomérer, donc, est un sel blanc qui a perdu la plupart de ces composants, sauf le chlorure de sodium. Il a souvent été ionisé (aux rayons gamma), parfois enrichi de fluor dans des quantités supérieures à celles du sel naturel. Or ce sel moins riche ne procure pas de sensation de satiété comme le sel naturel, et vous invite donc à saler davantage.

Aux sels raffinés de supermarché, on préférera donc des sels naturels : gris, rose de l'Himalaya, fleur de sel de Ré ou Noirmoutier (encore mieux car local)… Pour saler ses plats, on peut aussi choisir le gomasio, un condiment japonais constitué de graines de sésame grillées et écrasées et de sel (environ 1 gramme de sel pour 6 grammes de sésame, très riche en calcium), ou la sauce soja (ou tamari), fabriquée à base de graines de soja fermentées.

Le café et le thé noir en excès
En principe, ces excitants sont acidifiants pour le corps, mauvais pour nos articulations. Mais personne ne vous interdira de savourer un café en terrasse avec vos amis ! Peut-être, un jour, la pratique du yoga vous fera réaliser que la tasse de café matinale ne passe plus…

Les « mauvaises » graisses
Les lipides sont les nutriments les plus lents à digérer. En trop grande quantité, ils affaiblissent le corps, qui tente de les éliminer. Tous ces acides gras ne se valent pas non plus : il y a un monde entre les acides gras de l'alimentation industrielle et ceux que l'on retrouve naturellement dans certains aliments, tels que les avocats, les noix, ou les huiles végétales (huiles d'olive, de colza, de chanvre, de lin, de caméline), de très bonne qualité. Il serait dommage de s'en priver, ils sont une mine d'énergie pour le système nerveux.

Le gluten
Mise à l'amende depuis quelques années, cette protéine contenue dans les céréales (seigle, blé, épeautre, avoine, orge ou kamut) peut

provoquer chez certaines personnes intolérantes une inflammation des muqueuses intestinales. Elle est fréquemment employée dans l'alimentation industrielle pour offrir gonflant et élasticité aux viennoiseries et fondant aux pains de mie… Certains la tolèrent très bien. Néanmoins, il est fréquent lors de stages de yoga que les repas proposés soient végétariens, sans lactose et sans gluten. Et les effets sur le corps et la forme sont souvent étonnants pour les pratiquants : passé une courte phase d'adaptation, plus de ballon-nements, de coups de fatigue et d'envies compulsives. La digestion est facile, on ressent une sensation de légèreté, et une énergie neuve. Sans oublier les effets bénéfiques sur notre pratique : des mouve-ments plus fluides et un corps plus souple… Sans tomber dans la peur du gluten, si l'on ne présente pas d'intolérance, le bon sens recommande de choisir des produits fabriqués à partir de céréales les plus « brutes » possibles et les moins travaillées : petit épeautre, quinoa, sarrasin…

3. Comment cuisiner Yoga ?

« Manger yoga » ce n'est pas seulement s'intéresser à ce qui nourrit le corps physique. L'attention se porte aussi sur la façon de consommer et de cuisiner. Voici quelques règles de bon sens, simples à suivre.

Privilégier les circuits courts
Dans la mesure du possible, il faudrait pouvoir consommer ce que l'on vient d'acheter. Le « batch cooking » (cuisiner en grande quan-tité dans l'optique de ne plus avoir à préparer les repas le reste de la semaine) est très à la mode, bien pratique, mais pas forcément une bonne idée. Une fois préparés et cuits, les aliments perdent leurs qualités nutritionnelles. Chaque nouvelle cuisson leur fera perdre les vitamines restantes. Dans un monde idéal, on cueillerait dans le jardin et on mangerait son butin dans l'heure qui suit. La pratique en est parfois loin mais l'idée est la même en faisant vos courses : moins il y a d'intermédiaires entre un produit et son consommateur,

mieux c'est. Préférez les circuits courts que proposent les Amap ou La Ruche Qui Dit Oui, les primeurs qui respectent le rythme des saisons et proposent des fruits et légumes issus de l'agriculture biodynamique, biologique ou raisonnée.

Bien conserver ses aliments

Pour préserver les aliments, nous devrions presque pouvoir nous passer de congélateur voire de réfrigérateur (certains ont même franchi le cap !). En tout cas, la plupart des fruits et légumes n'ont pas besoin de séjourner au froid pour rester consommables, si vous n'achetez pas de trop grandes quantités. Et si vous devez stocker vos restes, privilégiez des matériaux sains et durables : des bocaux en verre, par exemple, sont évidemment préférables au plastique qui contient des perturbateurs endocriniens susceptibles de se diffuser dans la nourriture, plus encore lorsque ce plastique est chauffé.

Choisir les bons modes de cuisson

Parmi eux, la cuisson vapeur est sans doute la meilleure. Les aliments sont cuits à une température n'excédant pas 100 °C et, en évitant le contact direct avec l'eau, ils conservent la plupart de leurs minéraux et vitamines. La cuisson à l'étouffée est également intéressante : les légumes cuisent dans leur eau et restent riches en nutriments. Des robots-cuisiniers (type Thermomix®) permettent aussi de préparer des plats en contrôlant parfaitement leur température au degré près. Si on a la place, un déshydrateur alimentaire est très pratique pour réaliser soi-même ses herbes séchées, ou ses fruits secs (bananes, abricots, figues…). En règle générale, mieux vaut éviter les modes de cuisson trop chauds, qui « tuent » le *Prana*, autrement dit, les aliments perdent leurs qualités nutritives par des modes de conservation trop froids, ou des cuissons trop intenses : micro-ondes, fritures, four à plus de 180 °C.

À noter que plus les légumes sont finement taillés, plus ils perdent rapidement leurs vitamines… Dans ce cas, on les prépare juste avant le repas pour ne pas les laisser attendre.

S'équiper d'ustensiles simples

On peut être aussi attentif au matériel employé en cuisine. Pour la cuisson, préférez des métaux stables tels que l'Inox et la fonte pour les poêles et casseroles, et plats en terre, verre ou Pyrex pour le four. Dans la panoplie du cuisinier yogi, ajoutons un très bon couteau d'office à lame lisse, avec un manche en bois, idéal pour couper les légumes. Un pilon et un mortier, pour concasser les épices et écraser les herbes. Un moulin à graines (de lin), et toute une panoplie d'ustensiles (cuillère, spatule...) en bois (compostable).

4. Doit-on être végétarien ?

Non, le végétarisme n'est en aucun cas une obligation ! En revanche, de nombreux pratiquants de yoga deviennent végétariens ou limitent fortement leur consommation de viande après avoir commencé à pratiquer. La première raison vient du fait que l'un des premiers *Yama* est la non-violence, ou *Ahimsa*. Cette philosophie s'intègre dans le yoga, mais comme le signale B.K.S. Iyengar : « *Des tyrans assoiffés de sang peuvent être végétariens, la violence est un état d'esprit et non une question de régime.* » Contrairement à une légende bien répandue, Hitler n'était pas végétarien, mais il adorait les animaux et était l'un de leurs plus fervents défenseurs. CQFD...

On peut considérer que l'élevage et l'abattage d'animaux sont une forme de violence (la preuve est hélas régulièrement apportée par les associations de défense des animaux), et qu'en consommer nous en rend complices. Mais, même sans avoir lu des ouvrages philosophiques, la pratique du yoga peut nous amener à un certain niveau de sensibilité et une recherche d'harmonie dans sa vie, qui fait que, très naturellement et intuitivement, on pourra ressentir la consommation de viande comme étant contraire à cet idéal d'équilibre. Encore une fois, le bon sens prévaut : si vous consommez de la viande, faites en sorte de l'acheter chez un producteur qui connaît sa source. Une bonne viande coûte certes plus cher mais il n'est pas nécessaire d'en consommer en grande quantité. L'Agence nationale de sécurité sanitaire de l'alimentation, de l'environnement et du travail (l'Anses) préconise de n'en manger que 70 grammes par jour maximum, soit 500 grammes par semaine, et 25 grammes par jour pour la charcuterie.

La raison du végétarisme chez de nombreux yogis est aussi physiologique. La viande, le poisson et les œufs sont des denrées fragiles qui se putréfient rapidement et peuvent produire des toxines nocives qui, en s'accumulant dans le corps, peuvent petit à petit devenir un véritable poison pour nos intestins.

Et enfin, pour des raisons écologiques. Prendre conscience de son corps, c'est aussi prendre conscience du monde qui nous entoure. En respectant son corps, en lui prêtant attention, l'attention au bien-être des autres, humains, animaux, et du vivant, peut être accrue. Nous pouvons prendre conscience que nos actes, même les plus anodins, ont une incidence sur le monde. Pour certains, cesser de manger de la viande signifie aussi ne pas soutenir un mode de culture intensif qui nécessite des quantités d'eau phénoménales, qui fait usage de pesticides destructeurs du sol et des insectes, tout cela pour nourrir des animaux dont, en France et dans d'autres pays tempérés, nous pouvons nous passer pour nous alimenter correctement et sans souffrir de carences.

5. Quel est le petit-déjeuner yogi idéal ?

Le petit-déjeuner devrait être léger et savoureux, moins lourd que ce que l'on recommande parfois. Au menu de votre premier repas, vous pourrez ainsi consommer des céréales (sans gluten de préférence), une poignée d'oléagineux, des produits laitiers (ou boisson végétale), quelques fruits bien mûrs (si vous les digérez bien, sinon, consommez-les plus tard), et une infusion pas trop chaude.

6. De quoi se composent les déjeuners et dîners yogi idéaux ?

Le déjeuner devrait être le principal repas de la journée. Le plat idéal, à consommer entre douze et treize heures, au moment où le feu digestif est le plus actif, c'est le Buddha bowl (voir p. 51). Ou alors, son équivalent décliné en un repas : des crudités en entrée que l'on peut remplacer par une soupe légère en hiver, suivies d'une portion de légumes cuits, de protéines (végétales ou animales) et d'un peu de féculents (sans gluten). En dessert, limitez-vous à un fruit cuit (ou, mieux, pas de sucré du tout !). En cas de fringale en milieu d'après-midi, vous pouvez consommer quelques fruits de saison, bien mûrs, et une poignée d'amandes complètes.

Pour le dîner, allégez-vous ! Privilégiez les légumes cuits, un peu de protéines végétales ou de féculents (toujours sans gluten si possible), et pas de sucre.

7. Que boire ?

De l'eau, tout simplement...

L'eau du robinet si possible, alternative la plus simple et la moins polluante. En revanche, elle contient parfois des résidus de nitrates, de chlore, de médicaments… Pour l'améliorer, on peut utiliser des systèmes de filtration comme le charbon actif Binchotan, ou l'osmose inversée (un système développé par la Nasa pour réutiliser les eaux usagées).

... Et pas trop froide

En diététique comme en ayurvéda, il est recommandé de ne pas boire trop froid. L'eau doit être à température ambiante pour ne pas perturber *Agni*, le feu digestif. En effet, une eau consommée très fraîche voire glacée solidifie les graisses contenues dans la nourriture, « rétracte » les vaisseaux sanguins, oblige le corps à dépenser de l'énergie pour réguler sa température et ralentit donc la digestion. Il n'est pas non plus recommandé de trop boire au cours d'un repas afin de ne pas noyer les enzymes. Envie d'une infusion à la fin du repas ? Parfait, mais attendez 20 à 30 minutes avant de consommer une boisson chaude. À la différence du thé et du café, les infusions ne contiennent pas d'excitants. L'ayurvéda fait réguliè-rement appel aux épices dans ses infusions (cannelle, cardamome, gingembre…). On trouve aussi des plantes spécifiques, comme le tulsi ou le gotu kola.

À retenir

Mieux vaut boire une eau à température ambiante, ou des infu-sions chaudes, mais pas trop, au cours de la journée. Des herbes ou des légumes infusées (menthe, concombre, citron, verveine) font d'excellents désaltérants.

On peut commencer sa journée, avant le petit-déjeuner, par une eau tiède. Certains yogis recommandent qu'elle soit bouillie, avec un jus de citron : un breuvage excellent pour le foie et riche en vitamine C.

Pour se donner un coup de fouet au cours de la journée, on peut remplacer le café par quelques fines rondelles de gingembre infu-sées dans de l'eau avec le jus d'un demi-citron, excellent allié contre la fatigue et les microbes.

Et l'alcool ?

Hormis dans le (très questionnable) mouvement de « Beer Yoga » qui a pris racine en Allemagne et s'est développé dans le monde entier, des États-Unis à l'Asie (« Je tiens une posture en prenant ma bouteille comme un accessoire, puis je bois une gorgée au goulot pour me récompenser après cet effort »), yoga et alcool sont irré-conciliables ! L'alcool est hautement tamasique et lors des retraites de yoga, il est précisé que tout participant doit être capable de s'abstenir d'alcool pendant toute la durée du stage (ainsi que de drogues). Autrement dit, sa consommation vous mènera à l'inertie (sieste sur le tapis), au mieux.

8. À quelles heures manger ?

Dans un monde idéal, nous devrions manger à des heures régulières, afin d'éviter tout stress à notre appareil digestif. L'ayurvéda recommande de prendre le repas le plus important de la journée, le déjeuner, autour de midi. C'est le moment de la journée où *Pitta*, associé au feu digestif, est le plus actif.

9. Que manger avant sa pratique ?

Il est recommandé de ne pas manger deux heures (minimum) avant sa pratique. Après le repas, toute notre énergie ou presque est accaparée par le travail de digestion. Or, cette énergie est nécessaire pour tenir les *asanas* et pour respirer confortablement. Les postures en torsion, ou celles exigeantes musculairement (toutes les postures qui sollicitent la zone abdominale) risquent de vous rendre faible voire nauséeux.

10. Et après la pratique ?

Après la pratique, la faim n'est pas toujours au rendez-vous. On peut (c'est même recommandé) boire une infusion environ 20 minutes après, pour s'hydrater. Puis attendre 30 à 60 minutes après la séance avant de passer à table. L'énergie se diffuse dans tout le corps après la séance, plus elle a été intense, plus il est important de lui accorder un sas de décompression. En cas de fringale après la pratique, vous pouvez consommer des fruits à graines, amandes entières (non grillées, non salées), un carré de chocolat noir le moins sucré et raffiné possible, un peu de gingembre confit qui offrira un petit coup de fouet pour bien continuer sa journée. À éviter si vous avez pratiqué le soir, bien sûr…

11. Quelles postures pratiquer pour bien digérer ?

Une fois les aliments ingérés, en respectant la règle des deux heures (minimum !) après le repas, si l'on souhaite réveiller le feu digestif (*Agni*), il faut aller solliciter la zone énergétique du ventre (*Samana*), pour cela les postures dites en torsion sont excellentes.

Ce sont des postures d'ouverture ou de fermeture, où le corps tourne à partir de la taille. Qu'elles soient debout, assises ou allongées, ou même, inversées. Ces postures vont masser en profondeur les organes internes de la région du ventre.

Si vous n'êtes pas assis sur une chaise, *Vajrasana*, la « posture du diamant », où les fesses reposent sur les talons, serrés l'un contre l'autre, est une excellente posture pour prendre son repas. On peut soulager ses genoux, s'ils sont sensibles, en plaçant une couverture sur le sol et en glissant une autre couverture dans le creux poplité. Si les douleurs au niveau du genou persistent, il ne faut pas hésiter à ajouter de la hauteur et des supports, comme un bolster (un traversin de yoga) par exemple. Une fois bien installé, c'est une posture très agréable dans laquelle le ventre est libéré. Accessoirement, *Vajrasana* est également une excellente posture pour méditer.

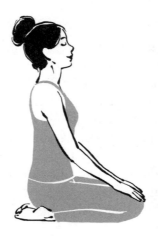

12. C'est quoi, le principe du Buddha bowl ?

Ce repas complet présenté dans un bol, nutritif et bien sûr esthétique, symbolise parfaitement le repas yogique idéal. L'histoire raconte que ce nom lui vient du premier repas pris par le Buddha après avoir atteint l'illumination après trois années de méditation. Deux marchands vinrent lui apporter de la nourriture, mais les quatre rois célestes remarquèrent qu'il lui fallait un bol à aumône. Ils se rendirent alors sur le mont Anna, et firent apparaître quatre bols, qu'ils vinrent offrir à Buddhah. Pour n'en vexer aucun, Buddha prit les quatre bols, qu'il fondit en un seul. Ce bol symbolise la réalisation de l'éveil. Chaque moine bouddhiste possède aujourd'hui un bol où il prend son repas.

Pour réaliser votre Buddha bowl, choisissez un joli bol d'une matière naturelle (en bois, en terre, en porcelaine, en bambou…) dans lequel vous jouerez avec différents ingrédients, soit :
- un tiers de céréales (complètes)
- un tiers de protéines végétales (lentilles, pois chiches, tofu…)
- un tiers de légumes cuits et crus
- un assaisonnement : une huile végétale riche (première pression à froid, biologique), des superaliments très riches en nutriments (graines de sésame, de courge, de tournesol, de grenade, herbes aromatiques…), de la sauce soja (ou tamari) ou du gomasio, excellent substitut au simple sel.

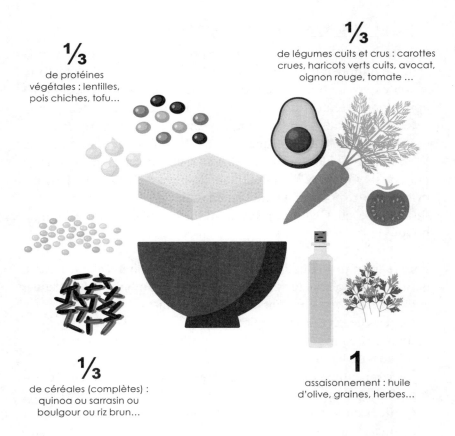

⅓
de protéines
végétales : lentilles,
pois chiches, tofu...

⅓
de légumes cuits et crus : carottes
crues, haricots verts cuits, avocat,
oignon rouge, tomate ...

⅓
de céréales (complètes) :
quinoa ou sarrasin ou
boulgour ou riz brun...

1
assaisonnement : huile
d'olive, graines, herbes...

À vous ensuite de vous amuser avec les couleurs et les textures, de jouer avec les contrastes et l'esthétique en parsemant votre bol de quelques fleurs comestibles : celles de ciboulette sont non seulement très jolies, mais elles offrent en plus une délicate saveur d'oignon. Plus il y a de couleurs dans votre bol, plus la variété nutritive sera grande : les fruits et légumes rouges, verts, jaunes, violets et blancs font d'excellents antioxydants et anti-inflammatoires... De plus, les couleurs et leur harmonie déclenchent l'appétit et la salivation (l'appétit vient aussi par la vue), qui facilitera ensuite le travail des intestins.

CHAPITRE

3 LES 50 ALIMENTS DE LA CUISINE YOGI

L a cuisine yogi est essentiellement végétale, et privilégie les aliments riches en nutriments vitaux : vitamines, minéraux, oligoéléments, enzymes… Dans cette logique, il va de soi que les produits bio ou issus d'une agriculture raisonnée sont à privilégier, tout comme les circuits courts qui permettent un approvisionnement en produits locaux et de saison. Et avoir accès à des végétaux cueillis récemment (et non stockés des semaines en chambres froides après avoir traversé les océans). L'exception concerne certains ingrédients traditionnellement utilisés en médecine ayurvédique, quant à eux impossibles à trouver sous nos latitudes.

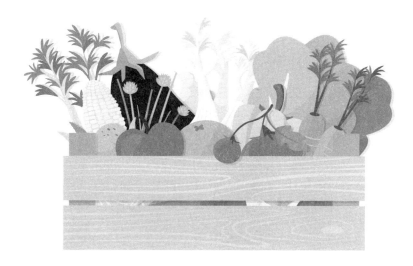

LES AMANDES,
ANTI-PETITS CREUX

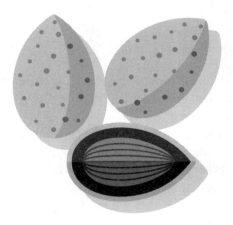

Du petit-déjeuner à la collation en passant par les salades complètes, les amandes, sattviques, nous accompagnent tout au long de la journée. Riches en protéines et en fibres, elles rassasient sainement, durablement, aidant ainsi à réguler l'appétit et éviter le grignotage. Grâce à la présence de phytostérols, elles luttent contre le cholestérol : à raison d'une petite poignée chaque jour et sans autre modification de l'alimentation, elles abaisseraient le taux de « mauvais » cholestérol jusqu'à 10 %. Et, contrairement aux idées reçues, elles ne présentent aucun danger pour la ligne, surtout si on les consomme entières, c'est-à-dire avec leur petite peau brune et non sous forme de poudre. Une portion de 20 à 30 grammes par jour, c'est parfait, par exemple après une séance de pratique ou en cas de petite faim dans l'après-midi. Bonus, elles apportent aussi de la vitamine E antioxydante, du magnésium antistress et du calcium. Dans l'idéal, achetez vos amandes encore en coque. Sinon, décoquillées mais avec leur peau fine et brune. Évitez les amandes blanchies (sans peau) car la plupart des fibres et des oligo-éléments sont contenus dans l'enveloppe. Vous perdriez notamment le cuivre et le manganèse. Dommage ! Abstenez-vous aussi des amandes grillées vendues au rayon des produits apéritifs, hypersalées alors qu'elles contiennent naturellement peu de sodium. Elles se conservent dans une boîte hermétique, dans un placard, au frais et au sec. Pour bénéficier au maximum de leurs bienfaits, on recommande de les faire tremper dans de l'eau fraîche, 8 à 12 heures à température ambiante, puis de les égoutter. Ce trempage permet de diminuer l'effet d'une enzyme et de favoriser une meilleure assimilation de ses nutriments. Autre bonne idée : l'adopter sous forme de purée. On la trouve principalement en magasins bio, sous forme entière (de couleur marron : les amandes ont été réduites en purée avec leur peau) ou raffinée (purée blanche). Délicieuse sur des tartines ou comme base de vinaigrette.

Trois idées pour les consommer « Yoga Food »

1. Dans une salade de chou rouge émincé, assaisonné d'huile d'olive, de jus de citron, de gomasio et de coriandre ciselée.
2. Dans un bol de petit-déjeuner, composé de compote de pommes, rondelles de banane et flocons de sarrasin.
3. Dans un wok de légumes, avec des germes de soja, des pois gourmands, des champignons et des bâtonnets de carottes.

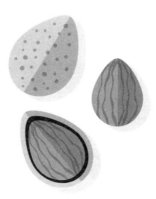

L'AMARANTE,
LA MINI-GRAINE SANS GLUTEN

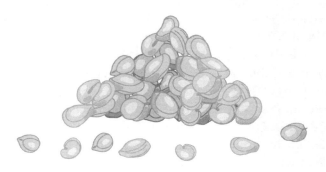

Originaire d'Amérique latine, l'amarante n'est pas une céréale au sens botanique car elle appartient à la famille du trèfle. Elle ne contient donc pas de gluten. Bonne source de protéines (15 % en moyenne), elle est intéressante pour les végétariens et ceux qui veulent réduire leur consommation de viande. En prime, elle apporte de la lysine, un acide aminé essentiel qui fait souvent défaut dans les céréales. Elle est également bien pourvue en fer. Ses petites graines rondes cuisent en 30 minutes à l'eau bouillante salée, dans deux fois et demie leur volume d'eau, et s'utilisent comme garnitures de plats ou en salades. Elle est aussi riche en fibres (15,2 %).

Trois idées pour la consommer « Yoga Food »

1. En salade, froide, avec des crevettes, de l'avocat, des lamelles de carotte crue, de l'ail pressé, du jus de citron et un trait d'huile de sésame.
2. En « couscous » veggie, cuite à l'eau et servie avec des pois chiches et des légumes de saison cuits dans un bouillon au curcuma.
3. En taboulé, avec des dés de concombre, du persil ciselé, de l'oignon doux, de l'huile d'olive et du jus de citron.

L'ASHWAGANDHA,
LA PLANTE MAJEURE DE L'AYURVÉDA

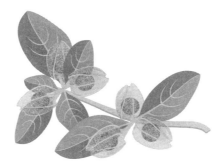

L'ashwagandha (ou « force de cheval » en sanskrit) est souvent comparé au ginseng asiatique de par leurs effets communs, adaptogènes et stimulants. Riche en minéraux et oligoéléments, antioxydants, acides gras essentiels et autres composés protecteurs, il est réputé renforcer et équilibrer l'organisme. Il permet une meilleure gestion du stress et une meilleure résistance à la fatigue, un bon maintien des défenses immunitaires, et est tout particulièrement indiqué en cas de fatigue passagère. C'est une plante particulièrement prisée des yogis. Elle se trouve surtout en gélules, faciles à avaler, mais également en poudre, en magasins bio. Son goût un peu amer est déplaisant à certains, il faut donc l'intégrer à une préparation au goût sucré. On la trouve également en infusion (plus facilement sur Internet). Là encore, une touche de miel peut atténuer son amertume.

Trois idées pour le consommer « Yoga Food »

1. 1 cuillère à café (5 grammes) de poudre d'ashwagandha mélangée dans une compote de pommes avec un peu de cannelle.
2. 1 cuillère à café (5 grammes) de poudre d'ashwagandha dans un smoothie mangue/banane.
3. En infusion, dans 20 cl d'eau, avec 1 cuillère à café de miel.

L'AVOINE,
LA CÉRÉALE COUPE-FAIM

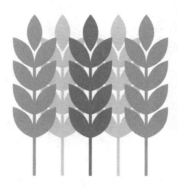

L'avoine, c'est la star des petits-déjeuners qui calent et nous évitent les petits creux dans la matinée. Idéale sous forme de porridges par exemple, quand on pratique en fin de matinée. Sa particularité : renfermer un type de fibres solubles spécifiques, des bêtaglucanes. À raison de 3 grammes par jour, elle contribue à réduire le taux de cholestérol sanguin, la glycémie après les repas et le risque de maladies cardio-vasculaires. Outre ses fibres (9 grammes au total pour 100 grammes) et ses protéines (15 grammes), l'avoine apporte aussi des vitamines (notamment du groupe B, essentielles au métabolisme et au système nerveux, et E, antioxydante), du phosphore, bénéfique pour les os et les dents, du manganèse, qui combat les radicaux libres, et du magnésium, antifatigue et antistress. Elle est de plus spécialement digeste, et son gluten a la particularité d'être beaucoup mieux toléré. Certaines avoines conviennent même aux intolérants : on les repère avec le logo « épi d'avoine barré » sur l'emballage.

En ayurvéda, son énergie réchauffante est excellente pour *Vata*, mais son goût sucré convient aussi à *Pitta*.

Trois idées pour la consommer « Yoga Food »

1. En porridge avec du lait d'amande et un voile de cannelle.
2. En topping d'un bol de petit-déjeuner, sur du fromage blanc ou un yaourt au bifidus, avec des baies (myrtilles, cassis…) et des fruits rouges, et quelques dés de fruits séchés.
3. Quelques flocons dans une soupe de potimarron au lait d'amande et au curcuma.

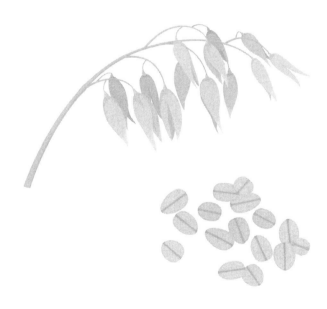

LA BANANE,
LE FRUIT DIGESTION FACILE

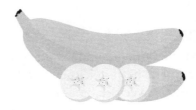

Avec sa texture fondante et son goût doux et sucré, la banane nous veut du bien. Sattvique, on lui prête des vertus d'optimisme, de douceur et d'équilibre. Antiacide, elle apaise les brûlures d'estomac. Elle améliore l'humeur et le sommeil car elle favorise la synthèse de sérotonine, une substance apaisante du cerveau. Elle exerce aussi un effet bénéfique sur la flore intestinale grâce à ses apports en prébiotiques, des fibres qui nourrissent les probiotiques présents dans nos intestins. Elle se choisit bien mûre pour se digérer facilement, c'est-à-dire avec une peau bien jaune, éventuellement avec quelques taches noires. Cela signifie que son amidon s'est transformé en sucre. Une banane encore verte sera vraiment difficile à digérer. Comme il s'agit d'un fruit qui continue à mûrir après cueillette, n'hésitez pas à l'acheter encore « verte », elle continuera sa maturation. En revanche, ne la conservez pas au réfrigérateur, qui nuit à sa texture.

Trois idées pour la consommer « Yoga Food »

1. En dessert chocolaté : mixez 3 bananes bien mûres avec 1 cuillère à soupe de purée de noix de cajou et 100 grammes de chocolat à 70 % fondu. Répartissez dans des ramequins et laissez refroidir. Parsemez d'amandes concassées.
2. En rondelles sur une tranche de pain d'épeautre et un filet de miel.
3. Mixée avec 1 yaourt végétal et recouverte de flocons d'avoine et de figues séchées en morceaux.

LA BETTERAVE,
LA RACINE AU CŒUR TENDRE

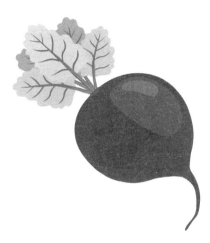

Les bienfaits de la betterave se voient au premier coup d'œil :
sa robe rouge trahit en effet la présence de bêtacyanine, un pigment
de la famille des anthocyanes, des antioxydants. Avec une teneur en
glucides plus élevée que la plupart des légumes (10 à 12 %), elle est
parfois mal vue. Pourtant, elle reste très légère en calories (40 pour
100 grammes) et apporte en quantité fibres douces, vitamines, minéraux et oligoéléments (vitamines B, calcium, magnésium, fer…).
Sattvique, elle fournit également des fibres qui favorisent le transit et contribuent à la baisse du « mauvais » cholestérol (LDL),
et de la méthionine, à l'action détoxifiante. Les nitrates présents
dans son jus fuchsia aident quant à eux à réguler l'hypertension.
La betterave pourpre prédomine sur les étals, mais d'autres variétés méritent d'être découvertes : la betterave jaune, blanche, la
crapaudine (allongée) ou encore la chioggia, à chair blanche et rose.
À noter : c'est cru que ce légume racine donne le meilleur de
lui-même.

Trois idées pour la consommer « Yoga Food »

1. En salade, avec du quinoa, de la betterave crue émincée, des carottes râpées, des graines de grenade, de l'huile d'olive, du jus de citron et de la coriandre ciselée.
2. En mélange de crudités râpées : râpez de la betterave crue, des carottes et du céleri-rave. Assaisonnez avec de l'huile de colza, du vinaigre de cidre, des raisins secs réhydratés et des noisettes torréfiées.
3. En houmous : mixez de la betterave cuite avec des pois chiches cuits et froids, du jus de citron, de la purée de noix de cajou, du cumin et de l'ail.

LE CACAO CRU,
LE CONCENTRÉ ANTIOXYDANT

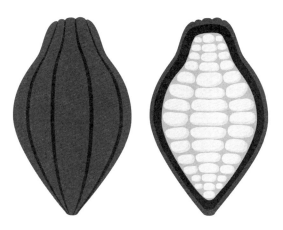

Le cacao cru est issu de fèves de cacao non torréfiées dont toutes les étapes de fabrication ne dépassent pas 42 °C. Il présente ainsi les mêmes atouts que le cacao « classique » mais en plus grande quantité : des antioxydants qui protègent les cellules du vieillissement et des maladies cardio-vasculaires, du magnésium antistress, de la phénylalanine, un acide aminé qui favorise la vigilance et la mémoire, de la théobromine aux propriétés stimulantes, de la sérotonine, le neuromédiateur du bien-être… Le cacao cru se trouve sous différentes formes : des éclats de fèves de cacao, de la poudre de cacao ainsi que des fèves entières, qui peuvent se grignoter telles quelles, et des tablettes. Rajasique, il est stimulant et doit être consommé en petite quantité car il peut entraîner à haute dose chez certaines personnes sensibles tachycardie et insomnie.

Trois idées pour le consommer « Yoga Food »

1. En petit-déjeuner : avec des flocons d'avoine, du lait végétal, des éclats de fèves de cacao cru, des rondelles de banane et des noisettes.

2. Des energy balls : mixez 4 dattes, 1 poignée de raisins secs, 3 cuillères à soupe de purée d'amandes, 20 grammes de noix de cajou, 2 cuillères à soupe de poudre de cacao cru et 2 cuillères à soupe de miel. Formez des petites boules, roulez-les dans de la coco râpée et faites durcir au frais.

3. Dans un smoothie : mixez finement 2 bananes avec 25 cl de lait végétal, 2 cuillères à soupe de cacao cru et 1 cuillère à soupe de miel.

LA CAJOU,
LA NOIX YOGA

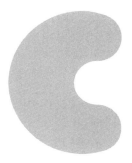

Tendre et moelleuse en bouche, la noix de cajou apporte des protéines, des fibres et de bons acides gras. C'est aussi l'alliée culinaire des véganes car elle est à la base de nombreuses recettes, après avoir été trempée ou non : « fromages » végétaux, sauces chaudes, vinaigrettes et aussi crèmes desserts. Dans tous les cas, on l'achète non grillée et non salée.

Trois idées pour la consommer « Yoga Food »

1. Grossièrement hachée, pour remplacer le fromage râpé sur des pâtes.
2. Dans un riz cuisiné aux épices.
3. Dans toutes les salades de crudités ou de légumes cuits, servis froids.

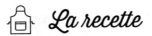 *La recette*

« FROMAGE » VEGAN AUX NOIX DE CAJOU

PRÉPARATION : 10 MINUTES

TREMPAGE : 8 HEURES

SANS CUISSON

Ingrédients : 150 g de noix de cajou nature non grillées et non salées ;
3 à 4 cuillères à soupe d'eau ; 1 belle pincée de sel ; ½ citron.

❶ Faites tremper les noix de cajou dans un bol d'eau, 8 heures environ.
Rincez-les bien dans une passoire puis égouttez-les. Mettez-les dans le
bol d'un robot avec l'eau, le jus du citron et le sel et mixez de façon à
obtenir une crème homogène.
❷ Présentez dans un ramequin, ou bien placez la masse obtenue dans
une gaze et laissez-la égoutter dans une passoire pour lui donner une
forme.

Ce « fromage » se conserve 3 à 4 jours au réfrigérateur. Selon vos goûts,
vous pouvez le parfumer avec un mélange d'ail et de fines herbes, de
l'aneth, du sésame, du pavot, des raisins secs, de la tomate séchée, des
noix, des noisettes…

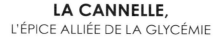

LA CANNELLE,
L'ÉPICE ALLIÉE DE LA GLYCÉMIE

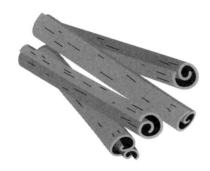

Avec ses arômes chauds, la cannelle parfume les infusions, les riz cuisinés… On trouve généralement deux variétés sur le marché. Celle de Ceylan est très aromatique, avec des écorces fines et claires, enroulées sur elles-mêmes. Plus sucrée et fine en goût, c'est celle à privilégier. Celle de Chine, aussi appelée « casse », a une écorce plus épaisse et plus foncée, et un goût plus prononcé et plus piquant. Meilleur marché, c'est généralement à elle que l'on a affaire lorsque la provenance n'est pas indiquée. Côté santé, la cannelle est bien armée. Grâce à un flavonoïde nommé HCMP, qui facilite le travail de l'insuline, elle aide à réguler la glycémie et à limiter les pulsions sucrées. Sa saveur douce lui permet d'être utilisée à la place du sucre pour adoucir (sans calorie) compotes et autres fromages blancs. Riche en phénols, elle possède des effets antibactériens et antifongiques. En cas de diarrhées, des tisanes à base de cannelle sont tout indiquées pour assainir l'intestin. Sattvique, elle possède aussi des vertus antivirales, antiseptiques et antispasmodiques, et assainit les voies respiratoires en cas de rhume et d'états grippaux. Et comme elle stimule la circulation sanguine, elle lutte contre les coups de froid. Enfin, elle est très riche en fibres qui accélèrent le transit : une cuillère à café en renferme 1,3 gramme, soit plus qu'une portion de la plupart des légumes frais… les plus riches en fibres !

Trois idées pour la consommer « Yoga Food »

1. Dans des compotes de pommes et de poires.
2. Dans un riz cuisiné, avec une pincée de curcuma, des étoiles de badiane et quelques raisins secs.
3. Infusée avec du thé noir, servi avec une touche de miel.

LA CARDAMOME,
LA GRAINE À INFUSER

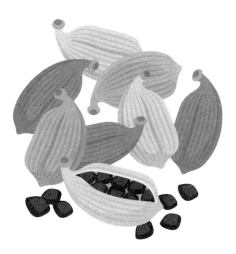

Issue de la famille des Zingibéracées comme le gingembre, elle se présente sous forme de capsules renfermant des graines. Il existe de la cardamome blanche, brune et verte, cette dernière étant la plus répandue et la plus aromatique. Ses graines noires à la saveur fraîche, poivrée et camphrée, s'utilisent entières, pilées ou réduites en poudre, dans les plats mijotés ainsi que les légumes secs. Elle aromatise le chai massala, thé indien aux épices. De nature sattvique, elle est conseillée pour sa capacité à élever l'esprit. On la trouve sous forme de poudre, et de capsules – à privilégier. Elles s'ouvrent au dernier moment, juste avant de récupérer les graines pour les faire infuser ou mijoter. Mais n'oubliez jamais de piler ces dernières : dures, elles sont désagréables sous la dent. Côté santé, son huile essentielle est antibactérienne, stimulante cardiaque et respiratoire. Elle exerce des effets antispasmodiques et carminatifs, et facilite les digestions lourdes. Utilisée contre les infections dentaires et gingivales en médecine traditionnelle, elle rafraîchit aussi l'haleine.

Trois idées pour la consommer « Yoga Food »

1. En chaï massala : broyez grossièrement 2 capsules de carda-mome, 2 baies de poivre, les boutons de 2 clous de girofle et ¼ de bâton de cannelle dans un mortier. Versez 50 cl d'eau dans une casserole, ajoutez les épices et 1 cuillère à café de gingembre frais râpé. Portez à ébullition, laissez frémir 5 minutes, ajoutez 3 cuillères à café de thé noir et faites infuser hors du feu pendant 3 minutes. Filtrez, ajoutez 10 cl de lait chaud et 4 cuillères à café de sucre complet.
2. Quelques pincées dans un potage de carottes relevé de zestes d'orange râpés et de coriandre fraîche.
3. Infusée dans une salade ou une compote de fruits : cerises, abri-cots, mirabelles, pêches, poires, pommes, fraises…

LA CAROTTE,
LA RACINE BELLE PEAU BON ŒIL

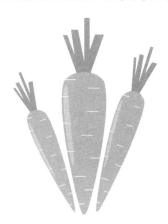

Sattvique, bon marché, douce pour les systèmes digestifs délicats, facile à préparer et à conserver, idéale crue et cuite… La carotte nous veut du bien. En bon légume racine, elle est riche en minéraux indispensables pour l'équilibre acido-basique, et en fibres anticholestérol et régulatrices de glycémie. Ses carotènes nous aident à protéger notre cœur, notre peau, nos poumons, nos yeux. Crue, elle est plus riche en vitamine C. Cuite et associée à un peu de matière grasse, elle libère ses carotènes qui seront mieux assimilés par l'organisme. En revanche, en jus, elle est formidablement détox et reminéralisante.

Trois idées pour la consommer « Yoga Food »

1. Coupée en rondelles, cuite dans de l'huile de sésame, du jus de citron, du cumin et servie très fraîche avec de la coriandre ciselée.
2. Râpée, assaisonnée avec de l'huile de sésame, des raisins secs et du jus de citron.
3. En purée, avec un peu de lait de coco et parsemée de noix de coco râpée.

LES CHOUX ROUGE, BLANC, FLEUR, BROCOLI, KALE...,
NOS LÉGUMES CHOUCHOUS

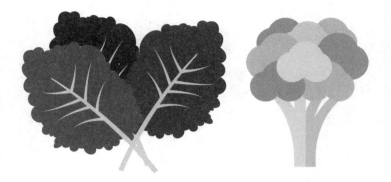

Des basiques de menus yoga ! Les choux se distinguent en effet par la présence de fibres régulatrices du transit, de vitamines (surtout la C), de minéraux (surtout le calcium), d'antioxydants et de composés soufrés, notamment le sulforaphane, hautement protecteur. Ce dernier exercerait des vertus anticancer, et pourrait inhiber la croissance de certaines bactéries, y compris résistantes aux antibiotiques, comme l'*Helicobacter pylori*, impliqué dans nombre d'ulcères gastriques. Riches en minéraux, les choux sont tous très alcalinisants, aidant ainsi à réguler l'équilibre acide-basique, essentiel pour prévenir l'inflammation chronique et les pathologies liées (arthrose, diabète, maladies auto-immunes...). Mention spéciale au chou-fleur et au brocoli, faciles à cuisiner, au chou rouge, riche en pigments antioxydants, au kale, riche en caroténoïdes (lutéine et zéaxanthine) qui aident à préserver une bonne vue et préviennent la dégénérescence maculaire. À noter : pour profiter de ces vertus, il faut les consommer crus, ou à peine cuits.

Trois idées pour les consommer « Yoga Food »

1. Des fleurettes de chou-fleur ou de brocoli râpées, crues, et assaisonnées d'huile de sésame, de jus de citron et de coriandre, le tout servi en salade.
2. Des fleurettes de chou-fleur ou de brocoli crues, taillées en deux ou en quatre dans la hauteur pour les plus grosses, servies à tremper dans un dip (sauce au fromage blanc et au curcuma, sauce à base de purée de sésame délayée avec du jus de citron, purée d'avocat…).
3. Une salade de feuilles de chou kale, déchirées en petits morceaux, massées avec de l'huile d'olive, du jus de citron, des amandes grossièrement concassées.

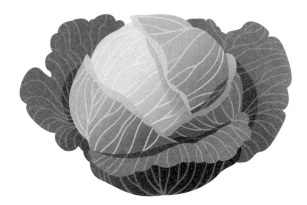

LA CORIANDRE,
L'HERBE TONIQUE

Ses feuilles fines et dentelées rappellent la forme de celles du persil, ce qui lui vaut le nom de « persil chinois » ou « persil arabe ». Ajoutée en fin de cuisson, elle apporte une saveur sucrée et anisée aux crudités, aux poissons, aux plats mijotés, aux soupes… Elle se marie très bien au cumin. Attention, son goût est puissant : une petite quantité suffit. Riche en vitamine C et antifatigue, elle stimule la digestion et combat les flatulences. Sattvique, elle a systématiquement sa place sur les plats à base de pois chiches ou de lentilles ! Quant à ses graines rondes et côtelées, elles offrent plutôt un parfum d'écorces d'agrumes mêlées de poivre. Elles parfument les riz sautés, les légumes secs cuisinés… La coriandre moulue est pratique à utiliser. Les graines peuvent se torréfier dans une poêle pour faire ressortir leur parfum, avant de les moudre, de les piler au mortier ou de les ajouter à un plat mijoté.

Trois idées pour la consommer « Yoga Food »

1. Sur un riz pilaf au curcuma et aux crevettes.
2. Sur une salade veggie : quinoa, lentilles roses, dés de tomates, courgettes grillées, dés de tofu, graines de courge.
3. Dans une salade de cubes d'avocat et de mangue, avec du gingembre râpé, un trait de sauce soja, de l'huile de sésame et des graines de sésame.

LES COURGES,
LES ANTIOXYDANTS DE L'HIVER

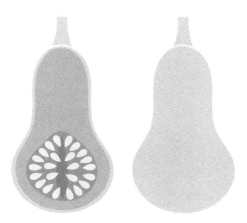

Potiron, potimarron, courge muscade, patidou, turban, butternut…
Malgré leur chair sucrée et fondante, tous sont remarquablement
légers (entre 20 et 32 calories selon les variétés), et offrent des fibres
solubles, des minéraux et autres carotènes antioxydants. Plus leur
chair est orangée, plus elle en est riche. Les pectines contenues
dans leur chair retardent également le passage des sucres dans le
sang. Elles piègent aussi une partie du cholestérol et permettent
d'en réduire partiellement l'absorption. Pour les cuire, préférez la
vapeur, la poêle ou le four à température douce. La cuisson à l'eau
rend leur chair molle et lui fait perdre sa saveur. Sattviques, les
courges apprécient les saveurs du gingembre, de la cannelle, de la
muscade, de la coriandre, du lait de coco, du curry.

Trois idées pour les consommer « Yoga Food »

1. En potage, avec du lait de coco et du curry ou du curcuma.
2. En quartiers rôtis au four avec un trait d'huile de sésame, servis
   tièdes dans une salade verte, avec des graines de sésame.
3. En purée, avec du gingembre.

LA COURGETTE,
LE JOKER DES PLATS LÉGERS

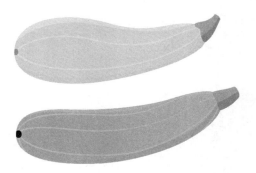

Sattvique, riche en eau et très peu calorique, c'est l'alliée des plats légers. Jeune, elle se prépare crue, émincée en lamelles à l'aide d'un économe et marinée quelques heures dans une vinaigrette, ou coupée en bâtonnets à tremper dans une purée de légumes secs par exemple. Elle se cuit sinon à la vapeur, à la poêle, ou grillée au four, coupée en tranches. Une précaution : dès qu'elle cuit longtemps, elle devient molle et se délite. Attention donc à ne pas l'ajouter en début de cuisson dans un plat mijoté, mais plutôt 10 à 15 minutes avant la fin. Pour varier les plaisirs, troquez les classiques courgettes vertes contre des jaunes.

Trois idées pour la consommer « Yoga Food »

1. Émincée en lamelles, assaisonnées avec du jus de citron et de l'huile de sésame, des graines de courge et quelques raisins secs réhydratés.
2. En purée avec du lait de coco, servie froide en accompagnement d'un riz.
3. En bâtonnets, sautés à l'huile de coco dans un wok, et servis encore croquants avec de la coriandre.

LE CUMIN,
L'ÉPICE VENTRE PLAT

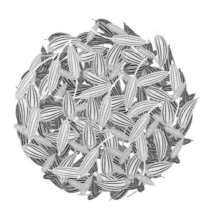

Sattviques, ses graines allongées et aromatiques parfument potages, salades de carottes, purées de légumes, légumes secs mijotés… Ses points forts : il combat la formation de gaz intestinaux et facilite la digestion. N'hésitez pas à en parsemer partout, surtout sur les légumes secs. Pour faire ressortir son arôme puissant, poivré et anisé, chauffez légèrement les graines à sec dans une poêle antiadhésive. Moulu, il est aussi très pratique, d'autant que sa saveur est bien préservée.

Trois idées pour le consommer « Yoga Food »

1. Dans une salade de lentilles, avec des dés de concombre et de tomates.
2. Dans un curry de pois chiches.
3. Dans une pâte à pain d'épeautre, pour un pain parfumé à déguster avec des purées de légumes secs.

LE CURCUMA,
L'ÉPICE PROTECTRICE

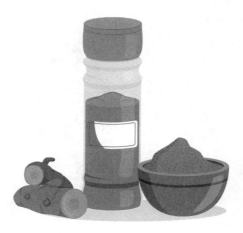

Il s'agit du rhizome d'une plante tropicale de la famille des Zingi-béracées, largement cultivée en Inde (ce qui lui vaut le surnom de « safran des Indes »), mais aussi en Chine, à Taïwan, au Japon, en Birmanie, en Indonésie, en Malaisie et en Afrique. Il parfume toute la cuisine indienne, en particulier les biryanis, et entre dans la composition de nombreux mélanges : curry, colombo… auxquels il apporte sa saveur musquée, poivrée et légèrement amère, mais aussi et surtout le fort pouvoir colorant de sa curcumine, son principal composé actif. À savoir : la curcumine est bien absorbée lorsque le curcuma est en rhizome ou en jus. Si vous utilisez du curcuma en poudre, la synergie n'est plus complète. Pour augmenter son assimilation, ajoutez du poivre noir. Cette assimilation est aussi largement améliorée en consommant en même temps des matières grasses (préférez des huiles végétales comme l'olive, le colza…).

On le trouve sous forme de rhizome frais ou de poudre. Les rhizomes sont vendus au poids dans certaines épiceries asiatiques et magasins bio. Comme le gingembre, on le pèle avant de le râper. Attention, son jus orange tache ! Il se conserve au réfrigérateur pendant une bonne semaine, dans une boîte en plastique. Pour l'utiliser, il faut le peler et le râper ou l'émincer finement. Pour la poudre, plus facile à utiliser au quotidien, il faut la choisir d'un beau jaune éclatant, surtout pas d'un ton « éteint » : son parfum le serait aussi. Préfé-rez-la aussi bio : certains pays de production utilisent des produits toxiques pour sa culture.

En médecine ayurvédique, le curcuma est utilisé aussi bien en usage externe (contre les brûlures, les piqûres) qu'interne (contre les troubles digestifs, les douleurs articulaires). Un usage tradition-nel qui est même reconnu par l'OMS (Organisation mondiale de la santé). Le principal atout du curcuma est sa puissante activité anti-inflammatoire, et les scientifiques l'étudient pour ses proprié-tés anticancer, liées à la présence de curcuminoïdes, des pigments antioxydants. Le curcuma renferme aussi bien d'autres compo-sés, comme des huiles essentielles ou des terpènes, encore peu étudiés mais qui présentent aussi des propriétés intéressantes et qui agissent en synergie avec les curcuminoïdes. Ainsi, rien ne vaut le curcuma entier, plutôt que de faire des cures de curcumine en gélules. Sattvique, il stimule aussi le foie et la sécrétion de la bile, favorisant ainsi une bonne digestion, et éviterait l'oxydation du cholestérol, d'où un effet protecteur des artères.

Trois idées pour le consommer « Yoga Food »

1. Quelques pincées dans un « golden latte » (voir recette p. 256).
2. Pour colorer un riz, à servir avec des légumes verts panachés (brocolis, feuilles d'épinards, fèves) et une pincée de gomasio.
3. Quelques pincées dans un potage de carottes ou de potiron, avec une pincée de graines germées.

LES DATTES,
LES ALLIÉES DES DESSERTS HEALTHY

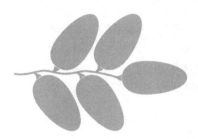

Moelleuses et charnues, les dattes se mixent volontiers dans nos recettes de desserts, pour les sucrer de façon saine et gourmande. Après la figue, la datte est l'un des fruits secs les plus riches en fibres, avec près de 8 %. C'est aussi une bonne source de fer et de magnésium, deux minéraux qui nous font souvent défaut, surtout si on mange peu de viande (fer), et de potassium. Comme tous les fruits séchés, elles affichent une forte teneur en glucides (65 %) : une datte apporte l'équivalent d'un morceau de sucre. À l'achat, on les choisit moelleuses et brillantes. Mais attention, leur belle allure peut être due à un enrobage au sirop de glucose : regardez les étiquettes et préférez-les nature bien sûr. Sattviques, elles sont considérées comme bénéfiques dans le processus d'introspection.

Trois idées pour les consommer « Yoga Food »

1. En cookies crus : mixez 80 grammes d'amandes avec 80 grammes de noisettes, 8 dattes, 4 cuillères à soupe d'huile de coco fondue, 3 cuillères à soupe de cacao cru et 3 cuillères à soupe de miel. Formez des boules et faites reposer 2 heures au frais.
2. En compote aux épices : faites cuire des pommes avec des dattes dénoyautées, 1 bâton de cannelle, 1 étoile de badiane et quelques pincées de gingembre, puis réduisez en compote.
3. Mixées dans un « golden latte » (voir p. 256) pour le sucrer naturellement.

L'ÉPINARD,
LE SUPER-LÉGUME

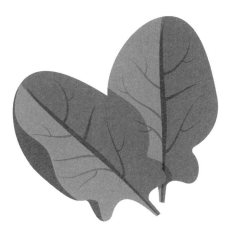

Si sa réputation de légume riche en fer est quelque peu exagérée (il en contient 2 mg environ, ce qui en fait une source mais pas un champion), ses grandes feuilles vert foncé apportent en revanche une foule de vitamines et de minéraux, ainsi que des antioxydants particulièrement intéressants pour la santé visuelle. Ces derniers, la lutéine et la zéaxanthine, contribueraient à protéger de la dégénérescence maculaire et de la cataracte, car ils s'accumulent dans la macula et la rétine, les protégeant du stress oxydatif. Il ferait aussi partie des légumes les mieux pourvus en bétaïne, un composé azoté bénéfique pour le foie, qui aide aussi à diminuer la concentration d'homocystéine, un acide aminé favorisant les maladies cardio-vasculaires. L'épinard contient aussi de l'acide férulique, un composé antioxydant qui protégerait du cancer du côlon, de l'acide alpha-lipoïque, autre antioxydant qui aiderait également à mieux brûler les sucres, et du zinc (c'est l'une des meilleures sources de zinc dans le règne végétal). Cru, il se met en scène dans des salades riches en vitamine C et en minéraux. Cuit, il libère ses précieux carotènes antioxydants, et on en consomme de plus larges quantités.

Trois idées pour le consommer « Yoga Food »

1. En smoothie : mixez finement 2 poignées d'épinards soigneusement rincés et essorés, 1 banane et 1 kiwi épluchés, 20 cl de lait d'amande.
2. Des épinards fondus à l'huile de coco, servis avec du riz complet et des dés de tofu.
3. En salade, avec des cubes de courge rôtis, des tranches de betterave chioggia crue, des cranberries séchées, des noix de cajou concassées, de l'huile de sésame et du jus de citron.

LE GHEE,
LE BEURRE QUI PASSE EN CUISSON

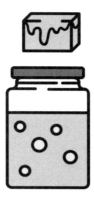

Le ghee est un beurre clarifié qu'on a fait fondre et dont on a retiré l'eau et les traces de protéines (caséines) et de glucides (lactose) pour ne garder que les graisses. Il affiche donc une teneur en matières grasses proche de 100 %, comme les huiles, à la différence du beurre qui en renferme 82 %. En Inde, il est utilisé aussi bien en cuisine (naans, riz, currys, pâtisseries…) que pour la beauté (peau, cheveux) et la santé. Il tient aussi une place importante dans les offrandes. En médecine ayurvédique, il est utilisé pour améliorer la digestion et guérir les brûlures légères. On considère le ghee comme équilibrant les trois humeurs, *Pitta*, *Vata* et *Kapha*. Sattvique, il est associé au calme, à la beauté. Stables, ses acides gras se conservent bien et supportent les cuissons jusqu'à 250 °C, sans brûler. Il apporte de la vitamine A, importante pour la vision, la croissance et l'immunité. Il apporte aussi de la vitamine K2, importante pour la minéralisation des os et des dents. Mais comme le beurre, le ghee est riche en acides gras saturés. On le limite donc, en alternant avec des huiles végétales.

LE GHEE MAISON

On fait fondre un bon beurre (bio, de baratte, au lait cru ou non pasteurisé) non salé, à feu doux dans une casserole à fond épais, sans remuer. On élimine la mousse à la surface à l'aide d'une écumoire, puis on verse le beurre dans un bocal en verre bien propre (voire stérilisé) en laissant le dépôt blanchâtre dans le fond de la casserole. Ce beurre ainsi clarifié se conserve facilement 1 mois dans un bocal bien fermé, à l'abri de la lumière et de la chaleur.

Trois idées pour le consommer « Yoga Food »

1. En dhal : faites fondre de l'oignon haché dans du ghee, ajoutez du curcuma, des dés de carottes puis des lentilles corail, couvrez d'eau et laissez mijoter 20 minutes avant d'ajouter un peu de crème végétale et de coriandre.
2. Pour faire revenir des épices et faire ressortir leurs saveurs, avant d'y ajouter légumes ou riz.
3. Tout simplement fondant, en remplacement du beurre (sur un bol de céréales ou de riz chauds).

LE GINGEMBRE,
L'ÉPICE ANTI-INFLAMMATOIRE

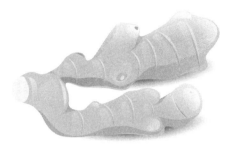

Cousin du curcuma, car également issu de la famille des Zingibé-racées, il dope entrées, plats, desserts : aucune recette ne lui fait peur ! Vous pouvez le consommer cru et haché, en infusion ou en poudre. Il parfume toute la cuisine indienne, où il est aussi réputé en médecine ayurvédique pour faciliter la digestion. Frais, il offre une saveur piquante mais fruitée, grâce à la présence d'huiles essen-tielles et d'une résine qui renferme notamment l'un des composés piquants, la zingérone. Côté santé, il stimule les sécrétions sali-vaires et gastriques, et facilite la digestion. Anti-inflammatoire, il soulage aussi les douleurs rhumatismales. Ses gingérols, shoagols et zingérones luttent efficacement contre les nausées, qu'il s'agisse de mal de mer, mal des transports ou nausées de la grossesse. Raja-sique, il est tonifiant et préparé en infusions, aide à passer à travers les rhumes et maux de gorge. Le gingérol exerce enfin des effets protecteurs sur les cellules du foie, et une consommation régulière aiderait à diminuer le taux de mauvais cholestérol.

On le trouve sous forme de poudre, pratique pour en parfumer les compotes par exemple, mais son parfum est plus éteint et plus piquant. La forme la plus intéressante reste bien sûr le rhizome frais. Choisissez-le avec une peau ferme, lisse et brillante, et conservez-le une semaine au réfrigérateur, enveloppé dans du film étirable.

Il faut l'éplucher puis le hacher ou le râper finement, ou encore le couper en fines lamelles (dans le sens opposé aux fibres) ou en minuscules dés.

Trois idées pour le consommer « Yoga Food »

1. Frais et râpé dans une infusion, avec une touche de miel et le jus d'un citron.
2. Frais et râpé dans une compote de pommes ou une salade de fruits.
3. En « super-jus » : épluchez 100 grammes de rhizome de gingembre frais, coupez en petits morceaux. Passez-les au blender avec 4 cuillères à soupe d'eau à température pour obtenir une sorte de purée. Faites bouillir 50 cl d'eau. Versez l'eau bouillante dans un saladier, ajoutez le gingembre. Couvrez et laissez infuser 1 heure. Filtrez, ajoutez 3 cuillères à soupe de miel et le jus de ½ citron. Mélangez bien, placez au frais pour la nuit.

LE GOTU KOLA,
L'INFUSION DE LA CONCENTRATION

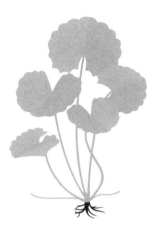

En médecine ayurvédique, le Gotu kola (ou *Centella asiatica*) a un effet bénéfique sur la circulation sanguine. Réputé pour stimuler la vivacité intellectuelle et la concentration, il est recommandé en période de stress, de surcroît de travail ou dans le cas d'une décision à prendre. Il permet de rester objectif face aux situations complexes, et aide à lutter contre la sensation de découragement. Il est réputé pour rééquilibrer les trois doshas mais apaise particulièrement l'excitation du système nerveux des *Pitta*.

Trois idées pour le consommer « Yoga Food »

1. En infusion chaude : portez 25 cl d'eau à ébullition, faites-y infuser 1 cuillère à soupe de feuilles séchées pendant 10 minutes avant de filtrer.
2. En boisson tonifiante : préparez 25 cl d'infusion comme indiqué ci-dessus, laissez refroidir et ajoutez le jus de 1 orange.
3. En infusion au gingembre : portez 25 cl d'eau à ébullition, faites-y infuser 1 cuillère à soupe de feuilles séchées et 1 cuillère à café de gingembre frais râpé pendant 10 minutes avant de filtrer.

LES GRAINES DE CHIA,
LES PROS DE L'ANTIGRIGNOTAGE

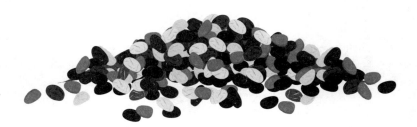

Originaires d'Amérique centrale, les graines de chia ont la particularité d'être très riches en fibres (28 grammes pour 100 grammes), majoritairement solubles. Ces dernières gonflent en présence d'eau et forment une masse gélatineuse : elles ont donc un rôle satiétogène, ainsi qu'un effet régulateur sur le transit. Très riches en protéines (plus de 20 grammes pour 100 grammes), elles renferment aussi des vitamines (B1, B3 et E notamment), des minéraux (calcium, magnésium et fer) et des oméga 3 (20 grammes pour 100 grammes). Une cuillère à soupe de 10 grammes environ fournit ainsi 2 grammes d'acides gras alpha-linolénique (ALA), bons pour le système cardio-vasculaire et l'immunité, entre autres. En pratique, les graines de chia s'utilisent aussi bien en salé qu'en sucré, mais c'est en « porridge cru » qu'on les préfère. On peut aussi les utiliser telles quelles, parsemées sur une salade, un sandwich, des légumes, les moudre et les incorporer dans une pâte à pain ou à gâteau…

Trois idées pour les consommer « Yoga Food »

1. En « porridge cru » : comptez 40 grammes de graines pour 25 cl de lait (d'amande, boisson coco…), laissez gonfler une nuit idéalement, en remuant plusieurs fois de façon à homogénéiser le tout.
2. En boisson rafraîchissante : dans une carafe, versez 80 cl d'eau minérale, 4 cuillères à café rases de graines de chia et le jus de 2 citrons verts. Mélangez (si possible plusieurs fois au cours du trempage) et laissez gonfler 2 heures. Mélangez de nouveau pour bien détacher les graines et servez frais.
3. Moulues, parsemées sur une salade de concombre assaisonné d'une sauce (yaourt végétal + purée de sésame).

LES GRAINES DE COURGE,
SUPER-PROTÉINÉES

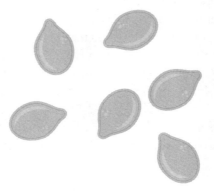

Ce sont les graines championnes des teneurs en protéines (35 %), ce qui les rend idéales pour enrichir les assiettes des végétariens et des sportifs. Elles sont aussi très bien pourvues en magnésium, et dans le haut du tableau pour les teneurs en fer et en potassium. On les préfère bio et nature, non grillées et non salées. Elles boostent les mueslis du matin, les crudités, les soupes, les pains, cookies et pâtisseries. Mixées, elles peuvent remplacer les pignons dans un pesto ou une petite partie de la farine dans un gâteau. Elles sont réputées pour lutter contre l'hypertrophie bénigne de la prostate, courante en vieillissant.

Trois idées pour les consommer « Yoga Food »

1. Parsemées sur une soupe de potiron ou de carottes.
2. Dans un bol de muesli (yaourt + muesli + dés de fruits frais).
3. Parsemées sur une salade de pousses d'épinards, avocat en lamelles et œuf mollet.

LES GRAINES DE LIN,
LES SPÉCIALISTES DES OMÉGA 3

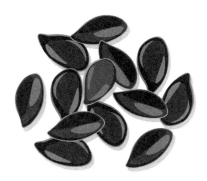

Sattviques, les graines de lin se démarquent par leur richesse en fibres (28 %) qui stimulent le transit, et en oméga 3 (20 %) : une cuillère de 10 grammes de graines de lin apporte 2,3 grammes d'oméga 3, sous forme d'ALA. Ces acides gras essentiels font souvent défaut dans notre alimentation et exercent un effet bénéfique sur nombre de maux : douleurs articulaires, troubles de l'humeur, maladie cardiaque chronique... À savoir : il faut moudre les graines de lin si l'on veut profiter de leurs oméga 3, sinon, trop coriaces pour être attaquées par nos enzymes, elles traversent notre corps et ressortent à peu près comme elles y sont entrées et sont à peine assimilées. Consommées entières, elles stimulent le transit intestinal, tout simplement. Et comme les oméga 3 sont fragiles, il faut les moudre au dernier moment et éviter de les chauffer.

Trois idées pour les consommer « Yoga Food »

1. Moulues, dans un fromage blanc, un yaourt ou une compote.
2. Moulues, parsemées sur des fleurettes de chou-fleur vapeur servies avec une sauce au fromage blanc et au curcuma.
3. Moulues, parsemées sur des tartines de pain d'épeautre recouvertes de purée d'avocat.

LES GRAINES DE SÉSAME ET LE GOMASIO,
« SPÉCIAL GOÛT »

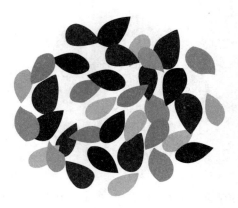

Les graines de sésame se distinguent par leur richesse en minéraux variés et particulièrement en calcium : une cuillère à soupe
couvre le quart de nos besoins. Ce sont aussi de bonnes sources de
magnésium, fer, zinc… Intéressantes pour les sportifs et ceux qui
consomment peu de produits laitiers. Polyvalentes, elles s'utilisent
sur quasiment tous les plats. Légèrement grillées et broyées avec du
sel de mer (95 % de sésame et 5 % de sel), on obtient du gomasio, un
condiment d'origine japonaise qui remplace avantageusement le sel.
Avec une texture à la fois moelleuse et croquante, c'est une excellente façon de « saler » tout en profitant des bienfaits des graines
de sésame (bons gras, fibres, flavonoïdes protecteurs…). On peut
acheter son gomasio tout prêt ou le faire soi-même : il suffit de faire
chauffer 95 grammes de graines de sésame dans une poêle chaude
(sans matière grasse). On pilonne dans un mortier (surtout pas au
mixeur, et pas trop longtemps sinon on obtient de la pâte, puis de
l'huile !), on ajoute 5 grammes de sel marin, on mélange bien, on
met le tout dans un bocal en verre, et on utilise à chaque repas sur

les plats, salades, crudités, etc. On aime aussi la purée de sésame, idéale comme base de sauces ou comme condiment.

Trois idées pour les consommer « Yoga Food »

1. En sauce : mélangez des graines de sésame avec du fromage blanc et servez avec des bâtonnets de carotte et de concombre.
2. Quelques pincées de gomasio sur un wok de légumes.
3. Quelques graines de sésame parsemées sur des compotes.

LES GRAINES GERMÉES,
DES CONCENTRÉS DE VITALITÉ

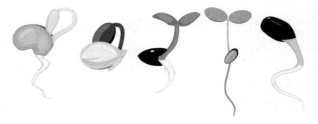

Très riches en protéines (25 grammes environ aux 100 grammes, selon la variété choisie), ce sont des graines de légumineuses ou de certaines céréales (soja, lentilles, haricots, maïs, sarrasin, seigle, haricots, pois chiches…), à faire pousser soi-même ou à acheter en germes, et à consommer telles quelles, crues, dans une salade ou en complément de légumes cuits sur un plat. Nous n'avons pas encore tellement l'habitude d'en consommer (sauf les germes de haricots mungo qu'on appelle « germes de soja » dans le langage courant, très pauvres en protéines), contrairement aux Asiatiques et aux Orientaux. Pourtant, elles sont vraiment bonnes, et peuvent pousser toute l'année chez soi. Une bonne façon de consommer du « extra-frais » (et donc de la vitamine C, au passage) et de mettre de la couleur dans votre assiette, même en plein cœur de l'hiver ! Lors de la germination, les enzymes modifient profondément la composition nutritionnelle de la graine. Leur teneur en protéines augmente jusqu'à plus d'un tiers, les protéines sont découpées en acides aminés, donc plus facilement assimilables, et leur valeur biologique augmente car la teneur en certains acides aminés augmente. Les championnes en protéines sont le fenugrec (qui atteint presque le taux du soja), les graines de tournesol (germées, elles apportent 6 fois plus de protéines que le lait et 2 fois plus que les œufs !) ainsi que l'alfalfa (luzerne). Enfin, dans le cas des légumineuses, la germination élimine les composés responsables de mauvaise digestion et de gaz chez certaines personnes.

Et faire germer des graines chez soi, c'est très simple. Pour débuter, un bocal en verre au couvercle métallique percé de trous (ou remplacé par une gaze) fera l'affaire. Vous pouvez aussi acheter un germoir à étages, qui permet la culture simultanée de plusieurs générations de graines. Il est conseillé d'acheter des graines bio (les non bio subissent souvent des traitements de surface qui se retrouveront logiquement dans votre assiette, voire pourront empêcher la germination). Ensuite…

- Lavez les graines à grande eau.
- Mettez-les à tremper dans 4 fois leur volume d'eau (minérale ou de source si possible) pour une durée variable selon les graines. Exemples : alfalfa 4 heures, lentilles 12 heures, tournesol 6 heures. Attention : les graines gonflent : prévoyez un récipient très grand ! Par exemple, 4 cuillères à soupe de lentilles sèches occuperont un bocal de 500 ml au top de la germination.
- Disposez les graines sur la surface à germer (plateau du germoir, bocal…). Elles doivent rester humides, mais non immergées. Laissez-les à température ambiante (19/23 °C) et dans l'obscurité pendant 2 à 6 jours. Rincez-les à grande eau une ou deux fois par jour. L'eau en excès doit toujours pouvoir s'évaporer.
- Récoltez-les lorsque les germes et pousses ont atteint quelques millimètres à quelques centimètres. En fin de germination, on peut exposer les germes à la lumière (mais pas au soleil direct) afin d'inciter la synthèse de la chlorophylle.
- Avant de les consommer, rincez-les à nouveau et utilisez-les aussitôt (mais ne les faites surtout pas cuire pour préserver leurs nutriments) !

Trois idées pour les consommer « Yoga Food »

1. Sur une salade de crudités et/ou légumes cuits.
2. Sur une tartine de pain sans gluten, garnie de purée de pois chiches ou d'avocat.
3. Sur une soupe de légumes, ajoutées au dernier moment.

LES HARICOTS SECS,
ALLIÉS ANTIGRIGNOTAGES

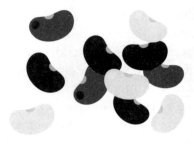

Riches en protéines, en vitamines du groupe B qui permettent une bonne utilisation de l'énergie, et en fibres, ils offrent aussi un index glycémique très bas, pour une sensation optimale de satiété. Si on les achète secs, il faut les faire tremper une nuit dans de l'eau (ils cuiront plus vite), voire 2 à 3 jours en changeant l'eau régulièrement, pour les faire prégermer et augmenter leurs atouts nutritionnels. Dès que le germe apparaît, égouttez, rincez-les abondamment et cuisinez. À noter : les haricots rouges sont un peu plus riches en flavonoïdes, les blancs sont un peu plus digestes. Les végétariens les associeront à des céréales, mais aussi à des noix ou des graines, pour équilibrer leurs protéines, et à une source de vitamine C (brocoli, poivron rouge, citron…) pour favoriser l'absorption de leur fer. Sattviques, ils sont bénéfiques pour *Pitta* et *Kapha* car diurétiques et nettoyants, mais *Vata* devra les limiter.

Trois idées pour les consommer « Yoga Food »

1. Des haricots noirs mijotés avec du lait de coco et du curry, servis avec du riz, de la coriandre et des noix de cajou.
2. Une salade de haricots rouges, de quinoa, de lamelles d'avocat, de concombre et de graines de sésame.
3. Des haricots blancs servis en tartinade, mixés avec un peu de purée de sésame, du jus de citron et du curcuma.

L'HUILE DE COCO,
L'HUILE DE CUISSON GOURMANDE

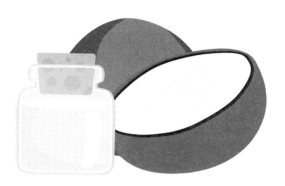

Obtenue à partir de pulpe de noix de coco séchée et pressée, elle offre une consistance crémeuse à solide à température ambiante (crémeuse s'il fait bon, solide s'il fait froid, voire liquide s'il fait chaud en été !), une couleur blanche et un délicieux parfum de coco. Riche en acides gras saturés, elle résiste bien à la chaleur, elle est donc parfaite pour les cuissons au wok. On peut aussi l'utiliser dans les gâteaux et biscuits. Elle se garde près de 2 ans à température ambiante. En pratique, on la trouve en magasins bio, vendue en pots. On la préfère vierge ou pressée à froid. On la trouve aussi désodorisée : elle convient à ceux qui n'apprécient pas son goût, mais elle a été travaillée… On évite.

Trois idées pour la consommer « Yoga Food »

1. Pour y poêler des légumes : carottes, courgettes, aubergines, haricots verts…
2. Pour y faire dorer des dés de tofu ou de tempeh.
3. Fondue et mixée avec la même quantité de mangue fraîche, puis refroidie au réfrigérateur pour la faire figer et obtenir un beurre de mangue, à utiliser sur des tartines.

L'HUILE DE SÉSAME,
POUR LE GOÛT

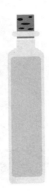

Avec sa couleur jaune clair et sa saveur très particulière, l'huile de sésame est indissociable des recettes macrobitiques et ayurvédiques. Bien pourvue en vitamine E, elle s'utilise en assaisonnement à cru, ou en cuisson douce. Mais on évite de la consommer exclusivement, car elle contient aussi beaucoup d'oméga 6, à éviter en excès. Grâce aux effets de ces mêmes oméga 6 en revanche, et de sa vitamine E (antioxydante), elle constitue aussi une excellente huile dermatologique (et divine si elle est chauffée avant application) aux effets régénérants sur la peau.

Trois idées pour la consommer « Yoga Food »

1. Versée en filet sur des légumes verts tout chauds, cuits vapeur (brocoli, chou frisé, courgette, pois gourmands, haricots verts) et parsemés de gomasio.
2. Versée en filet sur une salade de chou chinois finement émincé, avec des champignons émincés, du jus de citron et des graines de sésame.
3. Mixée dans une purée de carottes avec du curry et du jus de citron, le tout servi froid en guise de condiment, avec des bâtons de légumes.

LE LAIT ET LES PRODUITS LAITIERS,
MAIS UNIQUEMENT LES BONS

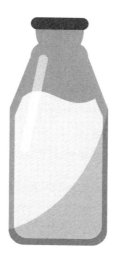

Dans la tradition du yoga, les produits laitiers fermentés (particulièrement les yaourts et le fromage blanc) figurent en bonne place. Mais le lait dont il est question est un lait cru bio, microfiltré et non homogénéisé, bien loin du lait UHT que nous utilisons dans 99 % des cas. Les laits que l'on trouve couramment sont assez éloignés de ce lait « originel », et bannis par l'ayurvéda. Ils ont subi trois grands types de transformation. D'abord une « standardisation » pour avoir un taux de matière grasse toujours égal : 3,5 % pour le lait entier, 1,5 % pour le demi-écrémé et 0 % pour l'écrémé. Ensuite, une « homogénéisation » pour réduire la taille des globules gras et éviter que la crème ne remonte en surface. Et enfin une élimination des bactéries, soit par pasteurisation (chauffé à plus de 72 °C), par stérilisation (chauffé à plus de 115 °C) ou encore par microfiltration (passé à travers une membrane fine). Selon des chercheurs, les fortes températures rendraient le calcium et les protéines du lait moins disponibles. Et l'homogénéisation pourrait augmenter l'allergénicité du lait. Cela serait aussi valable pour les yaourts et les fromages issus de laits conventionnels. Le lait cru dont il est question en ayurvéda, c'est un lait récolté dès la traite auquel on ne fait subir aucun traitement, si ce n'est le fait de le réfrigérer. Il ne se garde d'ailleurs pas plus de 72 heures au frais. Il s'achète à la ferme si on en a la possibilité, et dans les magasins bio. À vous de voir si vous aimez sa saveur...

Trois idées pour les consommer « Yoga Food »

1. Une sauce au lait fermenté, avec un peu de lait fermenté bio, quelques pincées de grains de carvi, un peu de jus de citron, de sel et de poivre.
2. En dessert : un ramequin de lait fermenté bio garni de dés de fruits frais de saison, de noix de cajou et parsemé de graines de chia.
3. En encas : une tranche de pain au levain garnie de fromage blanc bio, de ciboulette ciselée et de graines de sésame.

LE LAIT DE COCO,
DOUCEUR GARANTIE

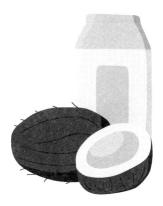

Extrait de la pulpe de la noix râpée puis pressée, ou bien infusée et filtrée, le lait de coco offre une texture onctueuse et gourmande. Revers de la médaille, il apporte entre 170 et 210 calories pour 100 grammes, c'est-à-dire à peu près autant que de la crème à 15 %. En magasin, on trouve du « lait » de coco, et de la « crème » de coco, plus riche en coco et donc plus épaisse. Le lait de coco s'utilise en cuisine pour donner de l'épaisseur aux entremets (riz au lait, crèmes renversées, flans…) et une note exotique aux légumes mijotés (avec du curry et de la coriandre). Simplement fouetté avec du jus de citron vert, il sera parfait en guise de vinaigrette pour des crudités : salade de germes de soja, carottes râpées et cacahuètes, par exemple. Et bien sûr, dans le « golden latte » (voir p. 256).

Trois idées pour le consommer « Yoga Food »

1. En filet dans un potage de carottes ou de courge, avec quelques pincées de cumin et de la coriandre ciselée.
2. Dans des lentilles corail, cuites avec des légumes et quelques noix de cajou.
3. Dans le fameux « golden latte », avec des épices (voir recette p. 256).

LES « LAITS VÉGÉTAUX »,
DIGESTION FACILE

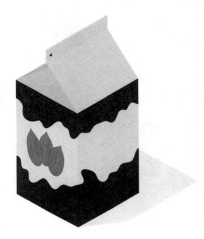

Petite précision : d'un point de vue réglementaire, il faudrait, pour être exact, employer les termes « jus » ou « boisson à base de » pour désigner ces boissons végétales, sauf les laits de coco et d'amande qui peuvent porter ce nom. Mais dans le langage courant, on se sert essentiellement du terme « lait ». Quelques explications concernant leur fabrication ? Il s'agit de céréales, d'oléagineux ou de légumineuses cuits dans de l'eau purifiée. Le résultat est ensuite filtré. Du point de vue de leur composition, ils tirent leurs spécificités de leur céréale, graine ou légumineuse d'origine.

Le lait d'amande
Sa saveur douce et délicatement parfumée le destine surtout aux préparations « sucrées » (porridges, crêpes, boissons chaudes…).

Le jus de châtaigne
Le lait « gourmand » par excellence, avec une saveur douce mais bien reconnaissable. Délicieux au petit-déjeuner avec les flocons d'avoine, dans la pâte à crêpes, à pancakes…

Le jus de noisette

Une saveur délicate, parfaite pour le petit-déjeuner, mais aussi pour les recettes d'entremets sucrés, type crêpes, riz au lait ou boissons. Côté salé, il se marie aussi aux potages de potiron ou de carottes.

Le jus de quinoa

Bon pourvoyeur de protéines et de gras insaturés, il est un peu plus « épais » et velouté.

Le jus de riz

Un goût tout doux, consistance très légère, et une bonne digestibilité.

Le jus de soja

Son point fort : il est aussi riche en protéines que le lait de vache. Il contient aussi beaucoup de « bons gras » (des acides gras poly-insaturés), ainsi que des vitamines et des minéraux. À noter : sa richesse en phyto-œstrogènes l'empêche d'être donné à de jeunes enfants de façon exclusive ou en grandes quantités à des femmes ayant des antécédents de cancers du sein hormono-dépendants. Pour les autres, pas d'excès non plus, par exemple en consommant du soja à chaque repas (sous forme de tofu, boisson, protéines texturées, desserts…) : il peut poser des problèmes (notamment de thyroïde).

Trois idées pour les consommer « Yoga Food »

1. Dans un porridge de flocons d'avoine, avec des cubes de fruits frais et séchés (jus de noisette, lait d'amande).
2. Pour donner du corps à un potage (potiron, carotte, patate douce…).
3. Dans un dessert type riz au lait, fait avec du riz complet, un jus de riz ou de noisette, et sucré avec un peu de miel.

LES LENTILLES,
LES PARTENAIRES FER

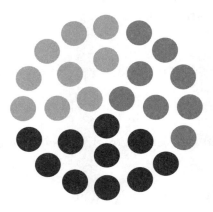

Sattviques, ce sont des aliments phares de la Yoga Food. Elles entrent également dans la composition d'un plat incontournable, le kedgeree ou kitchari (voir p. 255). C'est le plat qu'on cuisine quand on ne sait pas quoi manger, qu'on a besoin d'énergie, d'inspiration, de réconfort, d'équilibre… En Kundalini, certains yogis ne mangent que du kitchari pendant des jours, voire des semaines ou des mois ! En effet, les lentilles apportent une foule de nutriments : une incroyable richesse en fibres (11 à 31 %), en magnésium (100 mg), en fer (8 mg), en protéines végétales (24 à 27 % sur poids sec, soit 16 grammes pour une portion de 200 grammes de lentilles cuites)… Avec un index glycémique bas (25 à 30), la lentille est aussi nettement plus intéressante que les pâtes (40 à 55 selon la cuisson) ou le riz (70 pour du riz blanc standard). Elle évite ainsi les pics d'insuline et procure une sensation durable de satiété. Enfin, comme les autres légumineuses, elle est intéressante dans la lutte contre les maladies cardiaques, notamment grâce à des propriétés hypocholestérolémiantes. La lentille corail, décortiquée et cassée en deux avant la vente, se distingue comme la plus rapide à cuire : 15 minutes suffisent. D'une franche teinte orangée avant cuisson, elle devient beige une fois cuite et se délite. À préparer en purées, potages ou en « dahl » indien. La lentille blonde cuit aussi rapidement. Sa saveur douce et sucrée convient aux salades, aux soupes, ou aux recettes cuisinées avec du curry et des raisins secs. Quant à la verte, elle doit sa couleur à la présence d'un pigment anthocyane, puissant antioxydant, de couleur bleue (comme les myrtilles). À déguster telle quelle : elle ne se délite pas à la cuisson, ce serait dommage d'en faire de la soupe et des purées.

LA BONNE CUISSON

Pas besoin de les faire tremper, il suffit de les plonger dans une casserole d'eau froide, sans sel, ni bouillon cube (le sel fait durcir la peau). Préférez 1 cuillère à café de bicarbonate de sodium ou un morceau d'algue kombu, qui les attendrissent. Portez à frémissements et laissez cuire le temps indiqué (15 à 30 minutes environ selon la variété). Égouttez, assaisonnez en fin de cuisson, c'est prêt !

Trois idées pour les consommer « Yoga Food »

1. En salade, tièdes, avec des crevettes, une vinaigrette huile de sésame et jus de citron, et des légumes crus émincés (chou rouge, concombre, chou chinois…).
2. En potage (avec des lentilles corail), du curcuma, un peu de cumin et du lait de coco.
3. Chaudes, avec des dés de tofu, des graines de courge et de la ciboulette.

LA MANGUE,
LE FRUIT BONNE MINE

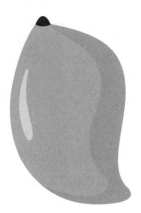

Sattvique, elle est réputée pour offrir de la beauté. C'est l'un des fruits les plus riches en bêtacarotène et autres carotènes, super-antioxydants et procurant une jolie teinte hâlée à la peau. Riche en fibres solubles anticholestérol, en antioxydants, source de vita-mine C, de potassium… Choisissez-la bien mûre, en vous fiant à sa souplesse au toucher.

Trois idées pour la consommer « Yoga Food »

1. Dans un Buddha bowl : avec du riz basmati comme base, garni de dés de thon ou de saumon cru, de dés d'oignon, de mangue, d'avocat, des lamelles de gingembre mariné, des noix de cajou pour le croquant et quelques lanières de feuille d'algue nori.
2. En cubes, pour une salade de fruits, avec du gingembre frais.
3. En cubes compotés avec un peu de cannelle, servis tièdes avec une cuillère de yaourt.

LE MIEL,
LE SUCRE AYURVÉDIQUE

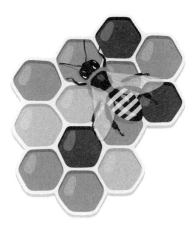

Selon ses fleurs d'origine, il sera plus ou moins foncé, léger ou, au contraire, fort en goût, liquide ou cristallisé et très épais… Le miel de tilleul peut être consommé le soir en raison de ses propriétés calmantes, les autres sont à consommer plutôt avant 14 heures. À l'achat, préférez les pots en verre plutôt qu'en plastique, et en tout cas ne consommez jamais un miel qui « sent le plastique » (des composés présents dans ce dernier auraient pu migrer vers le miel). Les miels de miellats (plus foncés) sont plus riches en anti-oxydants et en substances protectrices. Le miel d'acacia, le plus riche en fructose, est celui possédant l'index glycémique le plus bas. Et selon leurs origines, les miels ont différentes propriétés : celui de lavande est apaisant, ceux de thym ou de sapin sont anti-infectieux… Les yogis ont aussi recours au pollen, très riche en protéines, à la propolis, antifongique et anti-inflammatoire, et à la *gelée royale*, super-puissante, antibiotique et dynamisante.

Trois idées pour le consommer « Yoga Food »

1. En citron chaud tonus : versez le jus d'un citron dans un mug, recouvrez d'eau frémissante et ajoutez 1 cuillère de miel de thym ou de sapin.
2. En bol de petit-déjeuner : composé de fromage blanc, de compote de pommes, de rondelles de banane, d'amandes et de 1 cuillère à café de pollen en pelotes.
3. En dessert : un lait végétal avec un filet de miel et des noix de cajou concassées.

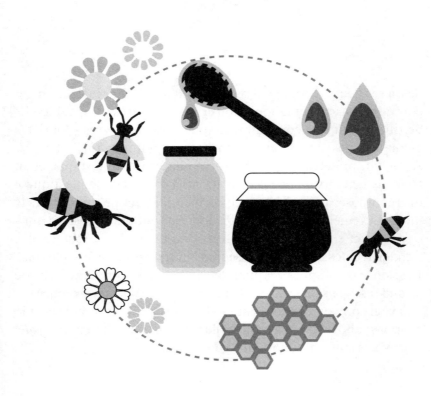

LE MILLET,
LA CÉRÉALE RICHE EN MAGNÉSIUM

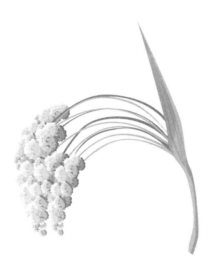

Sattvique, le millet offre une excellente alternative aux classiques riz ou semoule. Et ses petites graines rondes et croquantes se prêtent à de nombreuses préparations : soupes, gratins, salades, farces de légumes, porridges… Bien pourvu en protéines, sans gluten, il est aussi vecteur de minéraux : magnésium (44 mg pour 100 grammes de millet cuit, ce qui en fait une bonne source !), phosphore, zinc, cuivre…

Trois idées pour le consommer « Yoga Food »

1. En salade, avec des dés de tomates, de la coriandre ciselée, du jus de citron et de l'huile d'olive.
2. En garniture de cubes de tofu mijotés dans du lait de coco au curcuma.
3. Cuit dans du lait d'amande avec un peu de cannelle, des raisins secs et des dés de figues, servi comme un porridge.

LA PATATE DOUCE,
LE TUBERCULE IG BAS

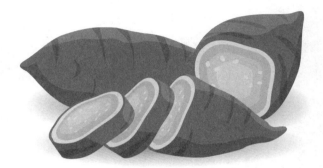

Si sa chair est orange, c'est grâce à la présence de pigments antioxydants : des anthocyanines, et du bêtacarotène. Consommés régulièrement, ces antioxydants renforcent la protection contre les maladies cardiaques et le cancer. Mais la patate douce possède aussi un autre atout, et de taille : son index glycémique nettement inférieur à celui de la pomme de terre. Cuite, son IG est de 46, contre 65 pour une pomme de terre cuite à la vapeur avec sa peau, 78 pour une pomme de terre pelée et cuite à l'eau, voire 95 pour une pomme cuite au four. Or, plus un aliment possède un index glycémique élevé, moins il rassasie dans la durée et plus il sollicite la production d'insuline. La patate douce a donc toutes les raisons de prendre de temps en temps la place de la pomme de terre. À noter : sa peau contient plus d'anthocyanines que la chair. On la choisit donc bio de préférence, et on la brosse simplement sous l'eau avant de la préparer.

Trois idées pour la consommer « Yoga Food »

1. En frites rôties au four : coupées en bâtonnets, enrobées d'huile de coco, assaisonnées de gomasio et étalées sur une plaque à four puis cuites 20 minutes au four.
2. En purée, parsemée d'éclats de noix de cajou et de ciboulette.
3. En « tartine » : 1 patate douce coupée dans la longueur, en tranches de 1 cm d'épaisseur, rôties 15 minutes au four après avoir été badigeonnées d'huile de coco ou de ghee, puis garnies de cottage cheese, d'avocat en lamelles et de pois chiches.

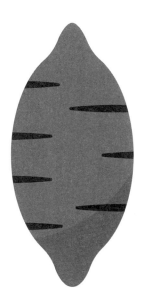

LA PISTACHE,
LA NOIX BONNE POUR LA VUE

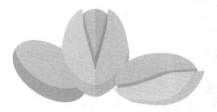

Si la pistache est verte, c'est grâce à la présence de lutéine, un puissant antioxydant qui protège les yeux en filtrant les rayons lumineux nocifs pour la rétine et en neutralisant les radicaux libres. Elle renferme aussi de la zéaxanthine. Ces deux molécules ont une action reconnue dans la protection de la DMLA (dégénérescence maculaire liée à l'âge). Les pistaches auraient aussi un effet bénéfique pour prévenir les risques de maladies cardiovasculaires, grâce à leurs teneurs en « bonnes graisses » et en phytostérols (du cholestérol végétal qui prend la place du « mauvais » cholestérol). Grâce à leur teneur en arginine, un acide aminé, elles contribuent également à protéger des maladies des artères coronaires (l'arginine est un précurseur d'oxyde nitrique, puissant vasodilatateur qui peut empêcher l'agglomération et l'adhésion des plaquettes.) Grâce à leur magnésium qui aide à réguler l'équilibre nerveux, les pistaches auraient une action bénéfique sur les réactions liées au stress. Enfin, on choisit des pistaches non salées et on ne les débarrasse pas de leur fine pellicule parme : cette couleur trahit la présence de polyphénols (comme dans le vin rouge ou l'oignon rouge). La pistache s'illustre aussi comme la plus riche des noix en antioxydants tels que le bêtacarotène, la lutéine et la zéaxanthine. Elle apporte aussi d'autres antioxydants (resvératrol, quercétine, naringénine…), qui aident l'organisme à neutraliser les radicaux libres. Enfin, consommées raisonnablement (30 grammes environ par jour), les pistaches, comme les autres oléagineux, ne font pas grossir. Les raisons ? Leur richesse en composés nutritifs, leur densité qui oblige à mastiquer, et le fait que l'organisme n'absorbe pas la totalité de leurs graisses : une partie est captée et naturellement éliminée grâce aux fibres solubles.

Trois idées pour la consommer « Yoga Food »

1. Concassée sur un potage de potiron ou une purée de carottes, avec de la coriandre.
2. Sur du fromage blanc avec du miel, sur une pomme cuite au four…
3. Dans une salade de quinoa, avec des feuilles d'épinards, des cubes de patate douce vapeur et de l'avocat.

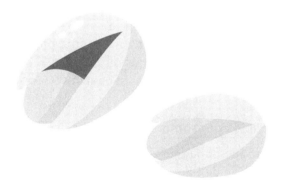

LES POIS, PETITS OU CASSÉS,
ON LES RÉHABILITE !

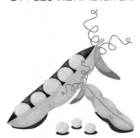

À l'abri dans leur cosse, les petits pois frais, légèrement sucrés et croquants, valent bien qu'on se remonte les manches pour les écosser ! Rassasiants car bien pourvus en fibres et en protéines, mais aussi source de vitamine C s'ils sont croqués crus, antioxydants, ils boostent le système immunitaire et favorisent l'absorption du fer végétal. Bien pourvus en bêtacarotène, ils contribuent à l'éclat de la peau, et contiennent aussi de la vitamine B9 (synthèse des globules rouges, des cellules nerveuses). Et les pois cassés ? Il s'agit des graines de la même plante. Séchés puis débarrassés de leur enveloppe cellulosique, ils se scindent en deux moitiés. À cause de ce décorticage, les pois cassés se défont à la cuisson. On les réserve donc à des préparations type dhals ou potages. Comme tous les légumes secs, leur index glycémique est bas et ils favorisent la satiété.

Trois idées pour les consommer « Yoga Food »

1. En dip, pour accompagner des céréales cuites : des petits pois cuits, mixés avec de l'huile de sésame, un peu de jus de citron vert et de la menthe.
2. En salade, écossés et crus, avec des pâtes torsadées sans gluten, des fleurettes de brocoli, du basilic, de l'huile d'olive, et des graines de courge.
3. En velouté, des pois cassés, cuits dans un bouillon de légumes et mixés avec du lait de coco et un peu de cumin.

LES POIS CHICHES,
LES POIS PROTECTEURS

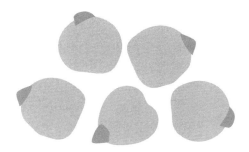

Très riches en fibres, en antioxydants, vitamines, minéraux et protéines, ils offrent aussi un index glycémique bas, et sont associés comme tous les légumes secs à une diminution du risque de maladies cardiovasculaires et de cancer colorectal. Leur force ? Ils renferment un amidon particulier appelé « amidon résistant », qui, comme son nom l'indique, résiste aux acides digestifs et arrive intact dans le côlon. Là, sa dégradation par les bactéries génère la formation de butyrate. Or, ce dernier est un acide gras anticancer. En outre, l'amidon résistant aide à équilibrer la glycémie, ce qui est parfaitement souhaitable. Ils se cuisinent en potages, mijotés, en purées, en terrines, en salades… La solution la plus facile et la plus rapide, c'est bien sûr de les acheter en boîte ou en bocal, mais ce n'est pas très yogique. Dans ce cas, rincez-les sous l'eau froide pour éliminer une partie du sel de la conserve. L'idéal est de les faire cuire maison, en les faisant tremper 12 heures avant de les cuire à l'eau non salée. Vous les salerez en fin de cuisson. Comme ils ne se digèrent pas toujours facilement, accompagnez-les systématiquement de cumin et de coriandre, qui luttent contre les ballonnements. Les intestins fragiles auront même intérêt à retirer la petite peau de chaque pois chiche en les pressant entre les doigts ou en les frottant dans un bain d'eau fraîche (les petites peaux surnagent).

Trois idées pour les consommer « Yoga Food »

1. En Buddha bowl, composé de pois chiches, riz complet, chou rouge finement émincé, cubes de patate douce vapeur, mâche, et d'une sauce faite de jus de citron, gingembre râpé, purée de sésame et sel.
2. En curry : faites revenir 4 pommes de terre coupées en dés à l'huile de coco. Ajoutez de l'ail, du gingembre frais râpé, du curry, du lait de coco, des pousses d'épinards, des fleurettes de chou-fleur vapeur, des petits pois et des pois chiches. Servez avec de la coriandre.
3. Croquants : séchez des pois chiches cuits dans un torchon propre. Mélangez dans un saladier avec de l'huile d'olive, un peu d'ail pressé, de paprika et de sel. Étalez sur la lèchefrite, enfournez 25 à 30 minutes à 200 °C (th. 6-7). Croquez à l'apéritif ou parsemez dans une salade.

LE POIVRE,
EN DUO AVEC LE CURCUMA

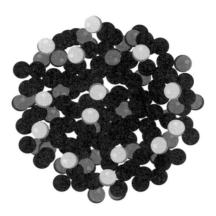

Les vertus thérapeutiques du poivre sont connues de longue date. Il est utilisé en médecine chinoise mais surtout en médecine ayurvédique, dont c'est un pilier. L'un des principaux remèdes en médecine ayurvédique, le trikatu, associe d'ailleurs le poivre au gingembre. C'est la pipérine, l'alcaloïde responsable du côté piquant, qui donne au poivre ses propriétés médicinales, notamment anti-inflammatoires et antibactériennes. Il est ainsi connu pour soulager les douleurs dentaires ou l'arthrite. Antioxydant, le poivre augmente aussi la production de salive, les sécrétions gastriques et les activités des enzymes pancréatiques. Il facilite donc la digestion et limite les ballonnements. Attention en revanche à ne pas en consommer trop si on est sujet aux hémorroïdes ou aux brûlures d'estomac, car le poivre peut être irritant. De même, comme il est rajasique, il doit être utilisé avec parcimonie au quotidien. À noter : le poivre a la particularité de favoriser l'assimilation des nutriments, mais aussi des vitamines, minéraux et principes actifs contenus dans les aliments qui l'accompagnent. Il est en particulier intéressant de le consommer couplé au curcuma car il booste l'assimilation de la curcumine, son principe actif.

Trois idées pour le consommer « Yoga Food »

1. Du poivre moulu sur une salade de crudités, avec de l'huile d'olive.
2. Du poivre moulu sur une salade de mangue fraîche ou de poires.
3. Du poivre moulu dans un golden latte : faites chauffer 1 litre de lait de coco avec 4 cuillères à café de curcuma et 2 cuillères à café de poivre noir moulu pendant 5 minutes (sans faire bouillir) et ajoutez 4 cuillères à café de miel au moment de boire.

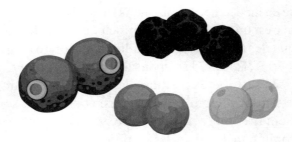

LA POMME,
LE FRUIT QUI A TOUT BON

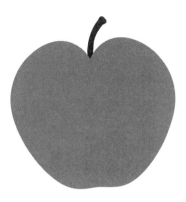

La pomme fait partie des 10 meilleurs aliments santé du monde, selon la très sérieuse clinique Mayo (USA), connue dans le monde entier pour son approche préventive et pédagogique de la santé et de la nutrition. Ses secrets ? Une belle teneur en antioxydants, en minéraux et en fibres solubles. Elle aide ainsi à réduire le taux de cholestérol, faire baisser la tension artérielle, combler efficacement les petits creux...

Il existe des dizaines de variétés de pommes mais, hélas, on trouve les mêmes en magasins. Allez voir plus loin que le bout d'une golden (surtout issue de l'agriculture conventionnelle, car c'est probablement la pomme la plus traitée) et découvrez des variétés rustiques (et de saison) au marché chez un maraîcher, ou en magasins bio. Incomparablement plus riches en antioxydants que les pommes « de grandes surfaces », elles ont aussi plus de goût. Un indice : si la chair noircit très vite après que vous l'avez croquée ou coupée, c'est signe de forte teneur en flavonoïdes protecteurs. Dernier point important : la choisir bio ou issue d'une culture non traitée permet en plus de la croquer avec la peau, là où se concentrent les composés protecteurs. Et on les choisit locales (autant ne pas les faire venir du Chili ni d'Afrique du Sud) et de saison. Sattviques, elles sont réputées pour développer l'honnêteté. On les adapte selon son profil : crues et pas très mûres, les pommes aggravent *Vata*, donc on opte plutôt pour des pommes bien mûres, épluchées, cuites et agrémentées d'épices. Pour *Pitta*, on évite les pommes acides et on opte pour des pommes sucrées, crues ou cuites. Elles conviennent en revanche bien à *Kapha*.

Trois idées pour la consommer « Yoga Food »

1. En compote, avec du gingembre frais râpé.
2. En lamelles, dans une salade verte, avec des cerneaux de noix, un filet d'huile de noix et du vinaigre de cidre.
3. Évidée, disposée dans un plat, garnie de raisins secs, d'une noisette de ghee et de cannelle, et cuite au four jusqu'à ce qu'elle soit bien tendre.

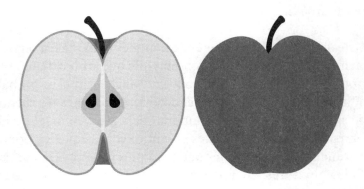

LE QUINOA,
LA GRAINE ANCESTRALE

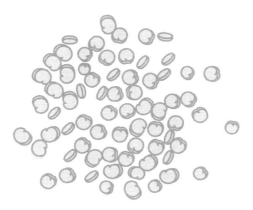

Contrairement aux idées reçues, le quinoa n'est pas une céréale : botaniquement, il fait partie de la famille des épinards et de la betterave. Il est ainsi dépourvu de gluten, ce qui en fait un aliment très digeste, bien pourvu en protéines (15 grammes aux 100 grammes) et doté d'un index glycémique bas. Il cale donc efficacement, même les gros appétits, et pour longtemps. Idéal aussi pour les diabétiques qui doivent faire attention à leur glycémie (et à leur ligne). Il est également bien pourvu en calcium, fer, magnésium (249 mg pour 100 grammes, ce qui représente plus de deux tiers des apports journaliers recommandés), phosphore, potassium, zinc… Par ailleurs, il n'est jamais raffiné, et idéal quand on cherche à se rapprocher au maximum des aliments simples, naturels. Enfin, il est imbattable sur le plan acido-basique. Facile à cuisiner, il se fait cuire dans deux fois son volume d'eau, 10 minutes, puis se laisse encore gonfler 5 minutes à couvert. Inratable ! En ayurvéda, c'est une excellente céréale pour les types *Vata* et *Kapha*, elle peut être occasionnellement consommée, en automne et en hiver, par les types *Pitta*.

Trois idées pour le consommer « Yoga Food »

1. Servi froid, en salade, avec des cubes de patate douce, des noix de cajou, des pousses d'épinards, des lamelles d'avocat et une sauce à base de purée de sésame et de jus de citron.
2. Servi chaud, avec des dés de tofu ou de tempeh cuisinés dans du lait de coco au curry.
3. Au petit-déjeuner, cuit dans du lait d'amande et servi tiède, avec des rondelles de banane, des amandes entières et quelques framboises.

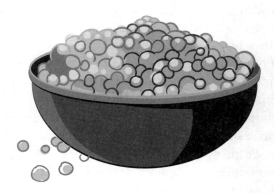

LE RAISIN,
LE FRUIT ANTI-ÂGE

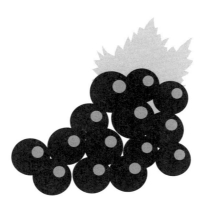

Son resvératrol a prouvé son implication dans la protection anti-cancer, cardiaque (antihypertension, anti-agrégant plaquettaire), immunitaire et anti-âge. Le raisin vert reste un fournisseur honnête de vitamines C et K, mais c'est la peau du raisin rouge ou noir qui renferme le précieux resvératrol. Dans tous les cas, on mise sur le bio, car le raisin est l'un des fruits les plus traités aux pesticides. De plus, le resvératrol est concentré dans la peau. Une fois séché, le grain de raisin se change en un concentré de minéraux, à glisser dans des mueslis, des riz cuisinés aux épices…

Trois idées pour le consommer « Yoga Food »

1. En salade avec de la roquette, des grains de raisin noir et blanc, des graines de courge, de l'huile de noix et du vinaigre de cidre.
2. En salade de fruits, avec des grains de raisin noir et blanc, des dés de pommes et de poires, des quartiers de clémentines, des noix et quelques pincées de gingembre frais râpé.
3. Sec, réhydraté dans du thé chaud, et ajouté sur un yaourt végétal.

LE RIZ ET PÂTES DE RIZ,
LES BASIQUES DU PLACARD

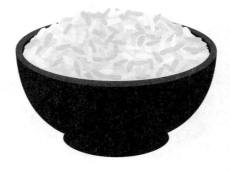

Blanc, complet, long, rond, à risotto, violet… Le choix est large et c'est l'ingrédient basique à toujours avoir dans son placard ! Facile à cuisiner et digeste, le riz se compose principalement d'amidon, un glucide complexe, source d'énergie pour l'organisme. Pour en faire un allié de la silhouette, on préfère le riz complet (brun) ou semi-complet, plus riche en fibres, vitamines B et minéraux comme le manganèse, le sélénium, le potassium, le magnésium et le zinc. Il est également plus rassasiant que le riz blanc (ou, pire, le riz à cuisson rapide, dont l'index glycémique frôle les sommets). Quant aux riz de couleurs (noir, rouge, violet…), ils sont tous d'excellentes sources d'antioxydants. En pratique, le riz complet demande une cuisson plus longue que le riz blanc raffiné. Pour réduire de temps de cuisson, on peut le faire tremper quelques heures au préalable pour l'attendrir. À découvrir aussi, les pâtes de riz, pratiques pour varier les présentations et les recettes. Sattvique, il développerait la volonté et la détermination.

Trois idées pour les consommer « Yoga Food »

1. Dans un Buddha bowl, garni de légumes crus et cuits variés, de tofu, de noix de cajou et d'herbes ciselées.
2. En biryani : faites revenir des carottes, poivrons, chou blanc émincé dans du ghee, ajoutez noix de cajou, raisins secs, cardamome et curcuma, puis du riz cuit.
3. En salade complète veggie : du riz complet avec des haricots rouges, des fleurettes de chou-fleur, des noix de cajou, des graines de courge, un trait d'huile de sésame et du jus de citron.

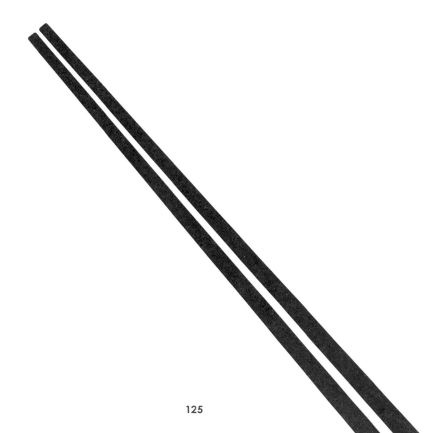

LE SARRASIN,
LA GRAINE ANTISTRESS

Comme le quinoa, le sarrasin n'est pas une « céréale » à proprement parler, mais on l'utilise comme tel. Riche en fibres solubles (anti-cholestérol et bon pour la satiété), sans gluten, doté d'une bonne teneur en protéines, il renferme aussi de la rutine, un flavonoïde bénéfique à la santé des vaisseaux sanguins et aux effets protecteurs vis-à-vis des maladies cardiaques. Son index glycémique est bas (35) et il renferme du tryptophane, un acide aminé antistress par excellence. Enfin, il renferme de la vitamine E, du magnésium en quantité (231 mg pour 100 grammes), du calcium, de la vitamine B... En pratique, il cuit en 12 minutes à partir de l'ébullition (on le plonge dans de l'eau froide) et s'assaisonne avec un trait de crème végétale ou d'huile (olive, noix, sésame) avant de se servir en plat chaud. Froid, il est délicieux en salades (avec de l'huile de noix et du jus de citron par exemple). Il se décline aussi en kasha (sarrasin grillé), qu'on peut parsemer sur des salades composées, des compotes, des mueslis (en petites quantités), et en pâtes, notamment les sobas, des spaghettis traditionnels japonais, qui se cuisinent exactement comme des spaghettis de blé.

Trois idées pour le consommer « Yoga Food »

1. En infusion, le sobacha : faites infuser 1 cuillère à café de kasha par tasse d'eau frémissante pendant 5 minutes. Puis filtrez (ou pas).
2. En salade : du sarrasin servi froid avec des crevettes décortiquées, de l'aneth ciselé, des dés de concombre, des oignons verts émincés, et une sauce olive-citron.
3. En petit-déj : des grains de kasha arrosés de lait d'amande et mélangés avec des rondelles de banane, le tout gonflé quelques minutes.

LE TEMPEH,
LE SOJA EN MODE FERMENTÉ

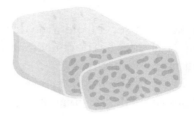

Originaire d'Indonésie, le tempeh est issu de graines de soja pelées, cuites, grossièrement écrasées, puis fermentées avec un champignon spécifique. Les graines s'agglomèrent ainsi, formant un bloc. On le trouve sous forme de pavé ou de boudin au rayon frais des magasins bio. Riche en protéines (20 % en moyenne), il constitue une bonne alternative à la viande, avec tous les acides aminés essentiels. Il est aussi bien pourvu en fibres (7 %), en acides gras insaturés (10 %), bons pour le système cardiovasculaire, et en vitamines du groupe B, importantes pour l'équilibre nerveux. Et grâce à la fermentation, c'est un aliment digeste. Côté goût, il est assez rond, avec des saveurs de champignon et de noisette. On peut aussi le faire mariner avec de la sauce soja, du jus de citron, du gingembre râpé… avant de le cuisiner.

Trois idées pour le consommer « Yoga Food »

1. En salade complète, taillé en cubes, dorés dans un filet d'huile de sésame, servis sur une salade de crudités (chou rouge, germes de soja, carottes…) et parsemés de gomasio.
2. Doré dans de l'huile de coco pour le rendre bien croustillant, et servi avec des patates douces et des fleurettes de brocoli vapeur.
3. Haché, cuisiné dans une sauce tomate et servi comme une bolognaise avec des nouilles de riz et de la coriandre.

LE TOFU,
LES PROTÉINES FACILES À CUISINER

Le tofu est fait à partir de lait de soja caillé avec du nigari, ou chlorure de magnésium, un agent coagulant. On obtient une pâte blanche et molle que l'on va plus ou moins égoutter, pour obtenir soit du tofu soyeux, dont la texture se rapproche de celle d'un yaourt, soit du tofu ferme. Le tofu renferme des protéines de qualité (16 % en moyenne dans le tofu ferme) car dotées de tous les acides aminés essentiels et de minéraux variés (magnésium, fer, calcium...). Il renferme également du manganèse, essentiel pour métaboliser les acides aminés des protéines. Apprécié des végétariens, c'est aussi un allié pour ceux qui surveillent leur ligne car il est digeste, rassasiant et peu calorique. Toutefois, pour les végétariens stricts, il faut veiller à consommer suffisamment de végétaux riches en fer (lentilles, amandes, algues...), car le fer d'origine végétale est moins bien absorbé que celui d'origine animale. Le tofu ferme se fait mijoter ou poêler après avoir été coupé en tranches ou en dés. Le tofu soyeux se savoure quant à lui en dessert avec un coulis de fruits ou du miel, sert de liant...

Trois idées pour le consommer « Yoga Food »

1. En dés dans une salade complète veggie, avec du quinoa, des haricots verts, des noix de cajou et de la mâche.
2. En dés mijotés dans du lait de coco au curry, avec des rondelles de carottes, servis avec du riz complet.
3. En dés poêlés dans de l'huile de sésame, servis avec des nouilles de riz, des lamelles de concombre et de carotte crues, de la menthe et du jus de citron vert.

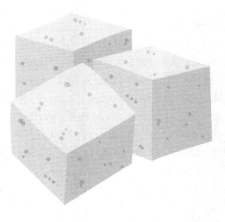

LE TULSI,
LE BASILIC SACRÉ

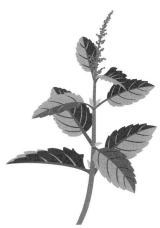

Aussi connu sous le nom de basilic sacré, son usage est très répandu en Inde où il est utilisé en médecine ayurvédique depuis des millénaires. Avec un goût puissant et légèrement astringent, on le prépare chez nous en infusion, mais en Inde, il s'utilise sous forme de poudre comme épice, sous forme d'huile essentielle ou incorporé à du ghee, en cuisine. En médecine ayurvédique, il s'emploie contre les affections virales telles que l'herpès, contre les rhumes, grippes, fièvres, toux et tous les problèmes d'origine virale. Il serait ainsi conseillé à l'entrée de l'hiver.

Trois idées pour le consommer « Yoga Food »

1. En infusion chaude : infusé 5 à 8 minutes dans de l'eau bouillante, avec 1 cuillère à café de gingembre frais râpé et un trait de miel.
2. En infusion froide : d'abord infusé 5 à 8 minutes dans de l'eau bouillante, puis refroidi et servi frais avec le jus de ½ citron et un trait de miel.
3. En mélange avec du thé vert pour un effet tonifiant (50/50).

CHAPITRE

4 7 PROGRAMMES YOGA FOOD ET SANTÉ

Pratique du yoga et alimentation sont intimement liées : on n'imagine pas un yogi sortir de sa pratique et avaler une cannette de soda avec un plat industriel réchauffé. Au contraire, son alimentation va venir compléter sa pratique. Et quand on souhaite travailler sur une problématique de santé en particulier, le yoga apporte une réponse idéale en combinant alimentation appropriée et postures adaptées. Vous trouverez ainsi, au fil des pages suivantes, sept programmes conçus sur mesure pour répondre aux problématiques que nous rencontrons tous plus ou moins dans nos quotidiens : stress, vitalité, digestion, souplesse articulaire, moral, minceur et détox.

En pratique, pour vos séances de yoga, prévoyez d'être équipé d'un tapis bien sûr, d'une ou deux briques en liège ou en bois (identiques, c'est important !), d'une sangle et d'une couverture. Nous ne recommandons pas les couvertures molles, types polaires, mais les couvertures solides, comme les couvertures de déménagement.

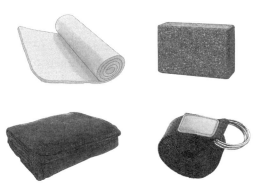

Les programmes du matin vous prendront de 10 à 12 minutes environ. Les postures sont à tenir cinq respirations minimum chacune, vous pouvez les faire deux fois pour être attentif aux détails et bien sentir la différence entre la première et la deuxième fois. Vous pourrez ensuite augmenter leur durée en fonction de votre forme.

Les programmes du midi vous prendront de 3 à 5 minutes, à vous d'ajuster en fonction du temps dont vous disposez.

Les programmes du soir sont prévus pour durer environ 10 minutes. Contrairement aux programmes du matin qui visent à dynamiser ou réveiller le corps, les postures du soir, pour qu'elles aient plus d'effets, peuvent être tenues plus longtemps : 3, 5, 10 minutes et plus, tant qu'elles ne vous font pas souffrir.

Côté assiette, les menus de ces programmes incluent volontairement un peu de protéines animales (à l'exclusion de la viande toutefois) de façon à correspondre au plus grand nombre. Si vous avez franchi le cap du végétarisme, vous pourrez sans problème remplacer les poissons, voire les œufs et les produits laitiers, par les alternatives végétales que vous utilisez. Les programmes incluent également des alternatives surgelées, ce qui est théoriquement exclu de la philosophie yogique, mais qui – il faut bien l'avouer – facilite la vie au quotidien. Si vous en avez la possibilité, choisir des produits les plus frais possible reste bien sûr l'idéal. À vous de trouver l'option qui convient le mieux à votre rythme et vos contraintes… et à votre souhait. Les programmes suivent enfin une composition « traditionnelle », c'est-à-dire avec une entrée, un plat et un « dessert » (léger). Mais vous pouvez aussi choisir d'adopter une voie plus stricte, et supprimer cette touche sucrée. Une fois encore, écoutez-vous : vous aurez peut-être envie, un jour, de manger un peu plus ou un peu moins, de prendre ce dessert ou non… Souvenez-vous : écoutez-vous, écoutez vos ressentis, et laissez-vous guider, sans contraintes ni culpabilité.

PROGRAMME YOGA FOOD DÉTOX

Teint brouillé, fatigue persistante, infections à répétition, difficultés de concentration, maux de tête, troubles du transit, yeux gonflés, peau terne et fragile, cheveux ternes, migraines… Il arrive à certaines périodes que l'organisme sature et montre par différents symptômes qu'il est temps de lui accorder un peu de répit. En cause, une accumulation de déchets que le corps ne parvient plus à éliminer correctement et, à la longue, ces déchets nous fragilisent. Avant que ne s'installe un cercle vicieux, on réagit. Si certaines toxines proviennent de facteurs sur lesquels on ne peut pas ou peu agir, comme la pollution environnante, on peut en revanche supprimer toutes celles qui ne dépendent que de nous (tabac, alcool, consommation d'aliments trop gras ou trop sucrés, manque de sommeil…).

Dans l'assiette, du brut et des antioxydants

Côté alimentation, on privilégie les aliments bio, locaux et de saison, en favorisant les végétaux sources de vitamines, minéraux et composés détoxifiants. On mise donc sur les légumes riches en composés soufrés (ail, oignon, échalote, choux, cresson, radis, navet, céleri…), les herbes fraîches pour la chlorophylle et les vitamines, et les sources de fibres pour l'élimination. La respiration, profonde, elle aussi va avoir un effet extrêmement bénéfique sur le stress. Car s'il est impossible de lutter contre les facteurs environnants (sollicitations ininterrompues, bruit, lumière…), il est de notre ressort de permettre à notre corps de moins en subir les conséquences négatives. Enfin, on n'oublie pas que la détox, c'est aussi une philosophie : ralentir, couper son portable (au moins de temps en temps dans la journée), oublier la télé, se recentrer sur l'écoute de son corps et, si l'on peut, se rapprocher de la nature au maximum.

Côté yoga, des outils au quotidien pour mieux gérer le stress

Autre point crucial : la gestion du stress, lui aussi générateur de toxines. Le yoga propose des outils concrets pour mieux affronter le quotidien. Pour calmer le mental agité ou stressé, on choisit des postures vers l'avant qui agissent sur le système nerveux parasympathique (qui favorise la détente, le ralentissement). Il est aussi bon de travailler grâce aux postures en torsion sur les organes qui éliminent les toxines : l'appareil digestif pour faciliter l'assimilation des aliments, et, par des postures assises, sur le bassin, siège de nos émotions (qui se digèrent, elles aussi !). En association avec la respiration, chaque posture agit sur les organes moteurs de la digestion et de l'évacuation des toxines : foie, estomac, intestins, pancréas et reins. La pratique recrée ainsi mécaniquement le procédé de va-et-vient du mouvement péristaltique utile à l'évacuation des déchets.

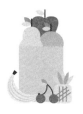

Votre liste de courses

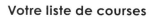

ÉPICERIE

- ❑ Boisson coco
- ❑ Crème végétale (soja, amande…)
- ❑ Flocons d'avoine
- ❑ Graines de chia
- ❑ Huile d'olive
- ❑ Huile de noix
- ❑ Miel
- ❑ Noix de cajou
- ❑ Pain de sarrasin
- ❑ Pruneaux
- ❑ Purée d'amandes
- ❑ Quinoa
- ❑ Thé vert

HERBES ET CONDIMENTS

- ❑ Coriandre (fraîche ou surgelée)
- ❑ Curcuma
- ❑ Gingembre frais
- ❑ Gomasio
- ❑ Menthe (fraîche ou surgelée)
- ❑ Olives noires
- ❑ Persil (frais ou surgelé)

RAYON FRAIS ET FRUITS ET LÉGUMES

- ❑ Ananas
- ❑ Betterave crue
- ❑ Brocoli
- ❑ Bulbe de fenouil
- ❑ Carottes
- ❑ Céleri-rave
- ❑ Chou-fleur
- ❑ Citrons
- ❑ Cresson
- ❑ Dos de cabillaud
- ❑ Épinards (frais ou surgelés)
- ❑ Fromage de chèvre
- ❑ Graines germées
- ❑ Navets
- ❑ Orange
- ❑ Pavé de saumon
- ❑ Poires
- ❑ Pois chiches (en bocal)
- ❑ Pommes
- ❑ Potiron (frais ou surgelé)
- ❑ Radis noir
- ❑ Riz complet
- ❑ Salade trévise
- ❑ Sauce tomate
- ❑ Tofu
- ❑ Tomates
- ❑ Yaourts de coco

JOUR 1

AU RÉVEIL

Pour réveiller le système digestif et enclencher l'élimination des toxines au niveau du foie, prenez l'habitude de boire au réveil le jus d'un demi-citron additionné d'eau chaude.

Pour une détox en profondeur

- **Nettoyage de la langue.** Avec une petite cuillère, raclez doucement le dessus de la langue pour éliminer les impuretés (*Ama*). Prenez ensuite une cuillère à café d'huile de coco ou de sésame sans l'avaler, faites-la circuler dans la bouche pendant plusieurs minutes (10 sont recommandées, mais vous pouvez y aller progressivement !). Une sensation d'abord étrange va laisser place à une impression de propreté et de douceur. L'huile de coco a l'avantage de blanchir les dents et d'être excellente pour nos gencives. Recrachez l'huile restante.
- **Partez ensuite marcher une demi-heure** d'un bon pas en respirant profondément pour permettre l'élimination via les poumons. Des respirations conscientes et profondes permettent une bonne oxygénation, tandis qu'une mauvaise respiration favorise l'accumulation des toxines.

AVANT LA DOUCHE 10 à 12 minutes

Pour réveiller le corps tout entier

☯ Tadasana, la posture de la montagne

Debout contre un mur, joignez vos gros orteils en séparant légèrement les talons au besoin. Tendez bien vos jambes. Vos bras sont toniques jusqu'au bout des doigts et légèrement écartés du buste. Les épaules roulent vers l'arrière ce qui aura pour effet de faire légèrement tourner vos mains vers l'extérieur, mais aussi d'ouvrir la poitrine. Montez le sternum et ramenez le coccyx vers le pubis en avant, sans lâcher le devant des cuisses. C'est la posture de la montagne, une montagne stable, très solide. En fermant les yeux, essayez de vous sentir aussi solide qu'une montagne fermement ancrée dans le sol dont le sommet pointe vers le ciel.

Tadasana est la « mère » de toutes les postures debout (voire certaines inversées). C'est une posture dynamisante, qui booste la confiance en soi (lorsqu'elle est pratiquée avec attention !).

☙ Urdhva Baddhanguliyasana

En **Tadasana**, croisez vos doigts de mains, retournez-les et montez vos bras bien tendus, les paumes tournées vers le ciel. Essayez de rapprocher les bras des oreilles en les gardant bien tendus, et sans laisser vos trapèzes monter. Ne creusez pas le bas du dos, mais au contraire, rentrez légèrement votre coccyx vers le bas et vers l'avant et poussez vos cuisses en arrière. Enfin, détendez votre visage ! Vous verrez comme un simple mouvement peut être finalement très complexe. Changez le croisement des doigts et recommencez.

Cette posture dynamisante réveille le corps, assouplit les épaules, tonifie les bras, stimule les organes digestifs.

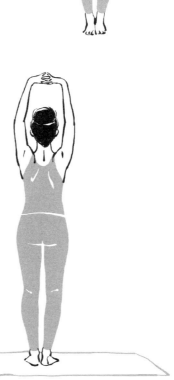

Pour réveiller les organes abdominaux
et profiter d'une meilleure digestion

☻ Bharadvajasana, la torsion du Sage Bharadvaja

Asseyez-vous sur le côté droit d'une chaise, calez bien les fesses en dégageant la chair pour vous asseoir sur vos ischions (les os fessiers). Veillez à ce qu'ils soient bien alignés et parallèles au bord de votre chaise. Attrapez le dossier de votre chaise avec vos deux mains. Étirez votre colonne vertébrale vers le ciel sur une inspiration, puis tournez à partir de la taille en expirant. Attention, pas de tricherie ou d'inattention ! Le bassin ne doit pas bouger. Un petit test pour vérifier que c'est bien le cas : vos deux genoux sont-ils sur la même ligne ou le genou gauche est-il légèrement plus en avant ? L'épaule droite ne doit pas monter, mais aller vers l'arrière (pour permettre aux omoplates d'être absorbées dans votre dos). Prenez trois respirations dans cette posture en essayant de vous grandir au moment de l'inspiration, et de pivoter davantage sans insister avec la tête et la nuque. Changez de côté.

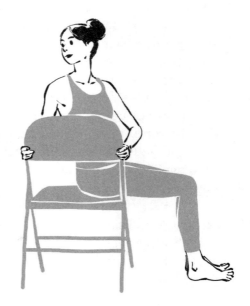

Cette posture simple de torsion augmente la flexibilité de la colonne, de la nuque et des épaules, elle offre aussi un massage des organes abdominaux et améliore la digestion.

☮ Maricyasana I, la posture du Sage Marichi

Asseyez-vous sur un support en **Dandasana**, la posture du bâton. Assis, jambes tendues face à vous, pieds flex, le dos est droit, les mains de chaque côté du bassin doigts pointés vers l'avant, le sommet du crâne s'étire vers le ciel. Repliez votre jambe droite, le talon le plus près possible de votre fessier droit. Posez la main gauche derrière votre fesse gauche (sur une brique couchée, si vous êtes assis sur un support). Gardez la jambe gauche bien tendue, la rotule dirigée vers le plafond. Étirez le bras droit vers le ciel, puis pliez-le pour le ramener à l'intérieur du genou de la jambe pliée. En pressant le bras contre le genou, redressez-vous. Sur l'inspiration grandissez-vous et tournez à partir de la taille en vous aidant de l'appui de la main gauche au sol, et de la pression du coude droit contre l'intérieur du genou droit. Sur l'expiration, tournez davantage. Le regard se porte au-delà de votre épaule gauche.

Pour revenir, tendez les jambes et tournez-vous en **Dandasana**, puis recommencez de l'autre côté.

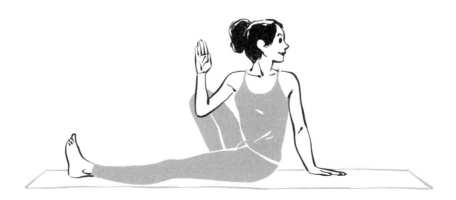

Cette posture augmente la circulation du sang dans l'abdomen, elle facilite la digestion, réduit les gaz et tonifie les reins et le foie.

☯ Baddha Konasana, la posture du cordonnier ou posture de l'angle lié

Assis en **Dandasana,** pliez les jambes et ramenez les talons le plus près possible de votre périnée, les plantes de pied sont en contact l'une avec l'autre. Tenez vos chevilles dans vos mains. Laissez vos genoux descendre vers le sol et redressez votre colonne : si les genoux remontent trop, asseyez-vous sur un support ou asseyez-vous le dos bien calé contre un mur. Si vous êtes à l'aise, vous pouvez vous étirer vers l'avant en déposant le bout des doigts au sol, étirez le buste vers l'avant. Une fois arrivé au bout de l'étirement, relâchez la tête.

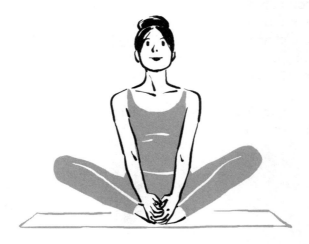

Cette posture stimule fortement le bassin, l'abdomen et le dos. Elle est très bénéfique pour les troubles urinaires, et, comme toutes les postures qui travaillent sur l'ouverture du bassin, permet un nettoyage (physique et psychique) en profondeur.

Pour une détente profonde

☯ Savasana, la posture du cadavre

Assis sur votre tapis, pliez vos jambes puis déroulez votre colonne pour venir vous allonger sur le dos. Ramenez la chair de vos fessiers vers les talons. Tendez la jambe droite, puis la gauche. Du bout des doigts, soulevez légèrement la tête pour la ramener en direction de la poitrine. Laissez vos bras reposer au sol, légèrement écartés du buste, les paumes de main tournées vers le ciel. Étirez vos talons pour allonger l'arrière des jambes puis détendez-vous complètement. Fermez vos yeux. Vous pouvez les recouvrir d'un foulard pour les détendre complètement. Soyez attentif aux détails : le poids du corps dans le sol, la partie supérieure du corps qui « s'écrase » sur la partie inférieure. Laissez la langue se détacher du palais, laisser les yeux retomber au fond des orbites, assouplissez vos pommettes…

Dans cette posture où l'on ne fait rien (ou presque !), observez votre respiration telle qu'elle se présente. Laissez les pensées qui viennent passer toutes seules.

Pour sortir de Savasana, faites-le en douceur, en repliant vos jambes puis en vous tournant du côté droit. De l'appui de la main gauche dans le sol, redressez-vous en douceur avant de retourner à vos activités.

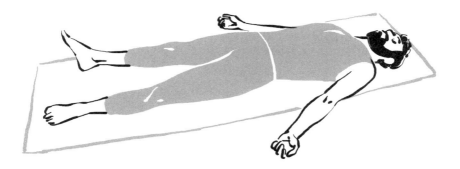

Vous pouvez agrémenter Savasana comme vous le souhaitez, en surélevant les genoux, en vous recouvrant d'un plaid, en plaçant une couverture sous la tête…

POUR VOTRE DOUCHE

Testez *Abhyanga* : prenez un peu d'huile de sésame (première pression à froid, biologique) entre vos mains, réchauffez-la, et massez tout le corps par des mouvements circulaires dans le sens des aiguilles d'une montre (particulièrement la zone du ventre). Rincez-vous.

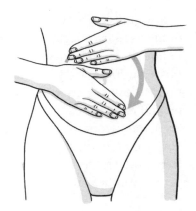

APRÈS LA DOUCHE

Prenez quelques minutes pour un massage spécial drainage des jambes. À refaire également le soir, en rentrant du travail ou avant de vous coucher.

Placez les deux pouces au-dessus de la cheville et refermez les mains sous le mollet. Faites glisser les mains vers le haut de la jambe, en appuyant avec les pouces, de façon à mobiliser et faire remonter les toxines. Redescendez en effectuant un simple effleurage et recommencez une dizaine de fois, puis faites la même chose en partant au-dessus du genou, pour masser la cuisse.

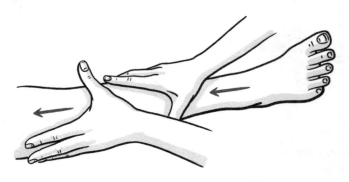

7 H 30 : PETIT-DÉJEUNER

☕ Thé vert

🍴 Compote de pommes à la cannelle

🍴 Pain de sarrasin et fine couche de purée d'amandes

Le pain de sarrasin a l'avantage d'être dépourvu de gluten, mais sa mie est plus compacte que celle d'un pain complet, voire intégral. Si vous n'aimez pas, vous pouvez le remplacer par un pain d'épeautre, dont le gluten est mieux toléré que celui du blé.

À 10 HEURES

Oubliez le café du distributeur, remplacez-le par quelques fines rondelles de gingembre infusées dans de l'eau chaude qui vous boosteront autant que la caféine, moins le côté acidifiant.

À MIDI

3 à 5
minutes

☺ Respiration consciente pour se connecter à son corps (et à l'instant présent)

Avant la pause-déjeuner, assis sur une chaise, posez les deux pieds bien ancrés dans le sol. Croisez vos mains devant vous, montez vos bras bien tendus. Recommencez en changeant le croisement des doigts. Puis posez les mains sur vos genoux. Fermez les yeux et prenez un instant pour sentir comment vous vous sentez, à cet instant précis. Toutes les pensées qui peuvent survenir, laissez-les passer comme les nuages dans le ciel. Concentrez-vous sur votre respiration et sur l'endroit de votre corps où vous la ressentez. Est-ce dans le nez ? dans le ventre ? dans votre poitrine ? Prenez ainsi quelques minutes (au besoin, prenez un minuteur) pour être pleinement présent et réceptif aux signaux de votre corps, puis ouvrez doucement les yeux.

LE SAVIEZ-VOUS ?

Nous ne faisons presque jamais attention à notre respiration. Elle est toujours là, et pourtant, elle nous renseigne sur notre état physique et psychique… Ainsi vous pourrez observer que notre respiration n'est pas toujours répartie équitablement entre les deux narines. On la sent parfois davantage dans la narine droite, parfois c'est l'inverse, on la perçoit plus dans la narine gauche. Ces cycles, tout à fait naturels, changent plusieurs fois au cours de la journée. La narine gauche est, selon les enseignements du yoga, reliée au cerveau droit et au canal énergétique de Ida (lunaire, féminin, yin), la narine droite est, elle, reliée au cerveau gauche et au canal énergétique de Pingala (solaire, masculin, yang). Une respiration plus marquée dans la narine droite est propice à l'action, à la prise de décision. Plus marquée dans la narine gauche, vous pouvez ralentir et vous consacrer à des activités plus créatives, ou qui demandent de la réflexion. Observez, et comparez !

ENTRE 12 ET 13 HEURES : DÉJEUNER

🍽 Betterave crue râpée
🍽 Taboulé végétarien : quinoa, dés de tofu, tomate, olives noires, menthe, persil, huile d'olive, citron
🍽 Yaourt de coco et compotée de poire maison

En entrée, pelez 1 petite betterave, râpez-la et assaisonnez-la avec un peu de jus de citron, d'huile d'olive et de gomasio.

En plat, faites cuire du quinoa (10 à 15 minutes à l'eau bouillante). Laissez refroidir. Mélangez avec 100 grammes de cubes de tofu, 1 tomate en dés, 3 olives noires dénoyautées, de la menthe et du persil ciselés, de l'huile d'olive et du jus de citron.

LES CRUDITÉS

Pour aider l'organisme à mettre en place les processus de détoxification, il lui faut des vitamines B, des minéraux et des enzymes. Donc des aliments frais et crus, car de cette façon, il n'y a aucune perte vitaminique, ni minérale ou enzymatique. En pratique, on adopte une belle assiette de crudités, en privilégiant les légumes qui stimulent les fonctions hépatiques : betterave rouge, navet, fenouil, cresson, pissenlit, radis noir… Vous tolérez mal les crudités ? Commencez par de petites quantités, toujours associées avec des céréales ou des légumes cuits. Puis augmentez progressivement les quantités. Ça ne passe toujours pas ? Écoutez votre corps et essayez simplement de conserver une petite portion de crudités, râpées et assaisonnées d'huile d'olive et de jus de citron. En attendrissant leurs fibres, le fait de les râper et de les assaisonner permet souvent aux plus sensibles de mieux les tolérer.

---

19 HEURES : AVANT LE DÎNER (OU DEUX HEURES APRÈS)

Pour une plus grande efficacité, restez longuement dans les postures (3 minutes minimum).

Pour détendre son cerveau

☯ Balasana, la posture de l'enfant

À genoux sur votre tapis, asseyez-vous sur vos talons et venez poser le front (au niveau de la racine des cheveux) au sol. Le ventre repose sur les cuisses, les bras sont déposés le long de vos tibias, les paumes de main tournées vers le ciel. Restez dans cette posture pendant dix respirations en essayant de les allonger progressivement.

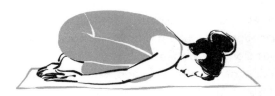

Balasana étire la colonne et le bas du dos. Le front posé au sol invite à la détente et à la relaxation.

Pour masser le ventre en douceur, et étirer la colonne

☯ **Jathara Parivartanasana, la torsion du ventre allongé sur le dos**
Allongé au sol, les jambes pliées, placez vos bras en croix, paumes de main tournées vers le ciel, puis basculez les genoux du côté droit en essayant de garder les épaules au sol. Le regard se tourne vers le côté opposé aux jambes. Prenez dix inspirations et expirations, puis changez de côté. Pour sortir de la posture, roulez simplement sur le côté droit, et de l'appui de la main gauche, redressez-vous.

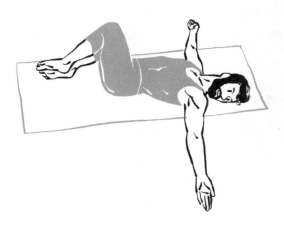

Pour plus d'intensité, vous pouvez aussi faire cette posture les jambes tendues et rapprocher vos pieds de vos mains.

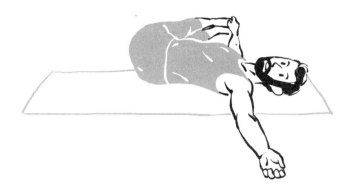

*Cette posture est excellente pour assouplir la colonne vertébrale, elle étire et détend les **muscles paraspinaux (autour de la colonne)**, elle stimule les organes digestifs.*

Pour se détendre en ouvrant le cœur,
pour une respiration plus ample, calmante

☯ **Supta Baddha Konasana, l'angle lié retourné couché aussi appelé Posture de la déesse du sommeil**

Allongé sur le dos, pliez vos jambes en mettant en contact vos plantes de pied, et en laissant les genoux tomber sur les côtés. Vos bras sont placés le long du tronc, dégagez les aisselles et tournez les paumes de main vers le ciel. Pour plus de confort, pliez une ou deux couvertures en trois puis en accordéon dans le sens de la longueur. En gardant les jambes pliées, posez vos fesses au bord du support, puis déroulez votre colonne pour vous allonger sur le dos. Et placez les jambes en **Baddha Konasana**. Si votre tête part trop en arrière, placez une couverture sous votre tête et votre nuque, à la naissance des épaules. Pour sortir de la posture, rassemblez vos genoux et roulez sur le côté droit.

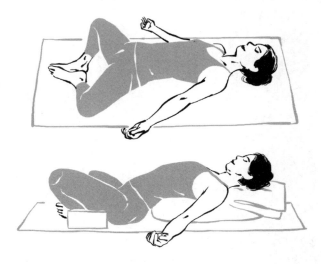

Cette posture ouvre le cœur, détend le bassin en l'assouplissant, réduit le stress et l'anxiété. Effet antidéprime garanti !

☯ **Terminez par Savasana** (voir p. 142).

19 H 30 : DÎNER

🍴 Potage de brocoli aux graines germées
🍴 Quinoa aux épinards
🍴 Ananas compoté

Faites cuire 1 petite tête de brocoli détachée en fleurettes à l'eau bouillante salée, jusqu'à ce qu'elles soient tendres. Mixez-les avec un peu d'eau de cuisson, de façon à obtenir une préparation fluide et homogène, et ajoutez un trait de crème végétale. Servez parsemé de graines germées.

En plat, faites cuire du quinoa dans deux fois son volume d'eau salée, 10 minutes, puis laissez gonfler à couvert encore 5 minutes. Servez avec une tombée d'épinards et parsemez le tout de graines de sésame. En dessert, faites compoter ¼ d'ananas frais, taillé en petits dés.

Au menu, un dîner léger, sans protéine animale. L'organisme est ainsi plus à même d'effectuer son travail de nettoyage durant la période de repos et de jeûne nocturne, sans fatigue, car c'est après avoir fini son travail de digestion qu'il peut entamer le processus d'élimination des déchets. D'où l'intérêt de dîner très légèrement, et de consommer des légumes riches en phytonutriments favorables à ce processus.

DANS LA SOIRÉE

☞ Offrez-vous une infusion à choisir selon vos points faibles : vigne rouge, cassis (problèmes circulatoires), fumeterre, badiane (troubles digestifs), artichaut (troubles hépatiques…).

AU MOMENT DE VOUS COUCHER

✋ Prenez quelques minutes pour vous masser les jambes. Vous pouvez aussi les lever, en vous allongeant par terre ou sur votre lit, et en laissant vos jambes reposer à la verticale le long du mur.

JOUR 2

AU RÉVEIL

Comme hier, buvez le jus d'un demi-citron additionné d'eau chaude.

Pour purifier le nez (et chasser les microbes)

☯ Jala Neti

Faites dissoudre une demi-cuillère à café de sel marin le plus naturel possible (non iodé, non enrichi en fluor) dans une eau tiède (préalablement bouillie). Vous pouvez vous procurer un *lota*, petit récipient spécialement conçu pour ces lavages, ou utiliser une petite théière ou un verre. La tête penchée, introduisez l'eau dans votre narine gauche pour qu'elle s'écoule par la narine droite. Séchez bien la narine en soufflant par le nez, puis renouvelez l'opération cette fois-ci de l'autre côté.

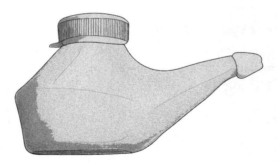

Puis allez marcher une demi-heure d'un bon pas en respirant profondément.

POUR ÉQUILIBRER LE CORPS

10 à 12 minutes

☯ **Vajrasana, la posture du diamant**

Asseyez-vous sur une chaise ou à genoux sur votre tapis, asseyez-vous sur vos talons joints. Étirez le bassin vers l'arrière et redressez le dos. Pour garder les chevilles serrées, vous pouvez les maintenir (sans exagération) dans une sangle. Si la posture est douloureuse pour l'articulation de vos genoux, placez une couverture pliée dans le creux du genou. Posez vos mains à plat sur vos cuisses, ou le dos des mains sur le haut des cuisses, paumes tournées vers le ciel.

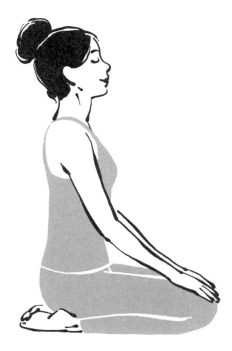

C'est une excellente posture que l'on peut pratiquer pendant ou après un repas. Elle masse les jambes et améliore la flexibilité des genoux et des chevilles.

Pour assouplir la colonne vertébrale

☯ Léger échauffement du chat

À quatre pattes, les poignets sous les épaules, les genoux sous votre bassin (bien alignés comme un carré) écartés de la largeur du bassin, creusez le dos en inspirant par le nez, faites le dos rond en expirant toujours par le nez. Continuez l'exercice de 1 à 3 minutes. Terminez par une inspiration et verrouillez Mula Bandha (le verrou du chakra racine) : contractez anus et périnée en gardant votre souffle quelques secondes, puis relâchez.

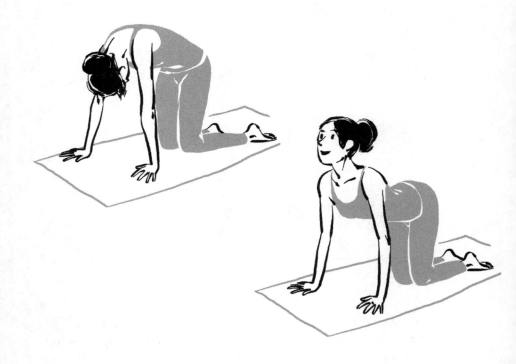

Pour ouvrir le bassin

☙ **Asseyez-vous en Sukhasana, la posture du tailleur**

Venez vous asseoir sur un support, par exemple une brique ou une couverture pliée en trois ou quatre. Croisez vos jambes à partir du milieu du tibia. L'effet sera plus intense sur les hanches, et donc plus efficace pour le travail d'ouverture (et de détox) du bassin. Avec vos mains, étirez la chair de vos fessiers vers l'arrière. Si vos genoux vous font souffrir, ajoutez de la hauteur sous vos fesses. Dans l'idéal, les genoux ne remontent pas plus haut que le creux de l'aine. Étirez tout votre buste vers le ciel, comme si l'avant et l'arrière du corps étaient parallèles. Avec l'appui du bout des doigts sur le support, à l'arrière de vos fesses, roulez vos épaules vers l'arrière et ouvrez votre poitrine (sans creuser le dos au niveau des lombaires). Cela détendra le ventre, et permettra à la respiration d'être plus ample.

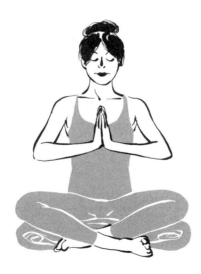

Très bénéfique pour le travail du bassin (détox !), c'est aussi une posture où le ventre est détendu.

☯ Adho Mukha Sukhasana, le tailleur visage tourné vers le sol

Assis en tailleur sur votre tapis, étirez-vous vers l'avant en marchant avec le bout des doigts au sol. Étirez bien l'avant et les bords du buste. Respirez par le nez lentement, calmement. Dans cette posture, qui peut être intense, relâchez votre esprit, ne luttez pas contre l'inconfort (différent de la douleur), faites avec ! Redressez-vous, et recommencez en changeant le croisement des jambes.

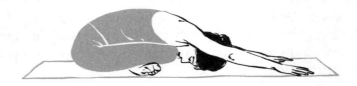

Cette posture étire le bas du dos, assouplit les hanches et le bassin. La détente est encore plus profonde lorsque le front repose sur un support et que la posture est tenue sur la durée (au moins 3 minutes).

Pour réveiller le ventre

☯ Parivrtta Sukhasana, la torsion en tailleur

En partant de **Sukhasana**, étirez les bras vers le ciel. Sur l'expiration, tournez en venant poser votre main droite sur votre genou gauche. Votre main gauche est derrière vos fesses. Par la pression de la main droite sur le genou et de la gauche dans le sol, accentuez la torsion à partir de la taille sans perdre l'ancrage du bassin dans le sol. Recommencez en changeant le croisement des jambes.

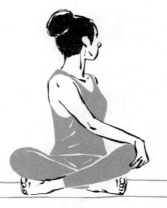

Cette posture assouplit les hanches et tonifie les organes de digestion.

☯ Dandasana, la posture du bâton

Asseyez-vous au sol, tendez les jambes jointes face à vous. Étirez la chair des fessiers vers l'arrière. Les orteils s'étirent vers le ciel. Roulez les épaules vers l'arrière, redressez la poitrine, posez les mains de chaque côté des hanches, les doigts tournés vers l'avant du tapis. Étirez tout le haut du corps vers le ciel.

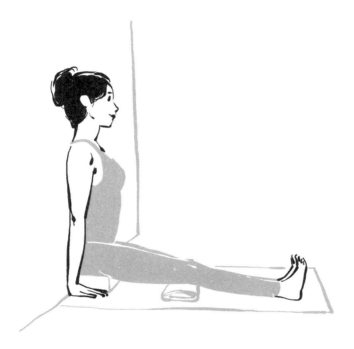

L'air de rien, cette posture est très intense ; elle tonifie les organes abdominaux, assouplit les hanches et renforce le bas du dos.

- ☯ Pliez la jambe droite pour **Maricyasana** I (voir p. 141).
- ☯ Allongez-vous quelques minutes (3 maxi) au sol en **Savasana** (voir p. 142).

7 H 30 : PETIT-DÉJEUNER

☕ Thé vert

🍽 *Porridge de flocons d'avoine à la boisson coco, au gingembre et au curcuma**

En magasins, vous trouverez deux sortes de flocons d'avoine : les classiques, et ceux garantis sans gluten, reconnaissables au logo « épi d'avoine barré » de l'Afdiag (Association Française Des Intolérants Au Gluten).

Quant à la boisson coco, elle se trouve au rayon « laits végétaux ». Ne confondez pas avec du lait de coco : le résultat serait beaucoup plus riche en lipides.

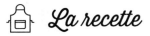

PORRIDGE DE FLOCONS D'AVOINE À LA BOISSON COCO, AU GINGEMBRE ET AU CURCUMA

❶ Chauffez 25 cl de boisson coco dans une casserole. Quand elle frémit, versez 40 grammes de flocons d'avoine et laissez cuire 5 minutes en mélangeant, jusqu'à ce que la préparation épaississe.

❷ Hors du feu, ajoutez 1 cuillère à café de gingembre frais râpé, 1 petite pincée de curcuma et 1 cuillère à café de miel (facultatif).

APRÈS LA DOUCHE

Prenez quelques minutes pour votre massage des jambes (voir p. 144).

12 HEURES : AVANT LE DÉJEUNER

Pour étirer le corps

- Placez-vous contre un mur, talons contre le mur, les gros orteils en contact en **Tadasana** (voir p. 138).
- Croisez les doigts pour **Urdhva Baddhanguliyasana** (voir p. 139). Recommencez en vous étirant sur le côté droit, puis sur le côté gauche. Les deux bords du buste doivent s'allonger, tout particulièrement celui du côté qui ploie. Refaites l'exercice de chaque côté.

ENTRE 12 ET 13 HEURES : DÉJEUNER

- Salade de fenouil cru émincé à l'huile d'olive et jus de citron
- 1 pavé de saumon à l'unilatérale, riz complet et cubes de potiron vapeur à la coriandre
- Thé vert

Assaisonnez le fenouil émincé avec un trait d'huile d'olive et de jus de citron. Mélangez et terminez avec quelques pincées de gomasio.

19 HEURES : QUELQUES EXERCICES DE DÉTENTE AVANT LE DÎNER

Pour masser le ventre en douceur

- Allongé sur le sol, bras en croix. Ramenez les genoux à la poitrine pour **Jathara Parivartanasana** (voir p. 148).

Pour ouvrir son bassin

- Restez au sol pour **Supta Baddha Konasana** (voir p. 149), le temps d'une dizaine de respirations, que vous allongez progressivement.
- Allongez-vous sur le dos en **Savasana** (voir p. 142).

19 H 30 : DÎNER

- 🍽 Bâtonnets de carottes et de radis noir à tremper dans une purée de pois chiches
- 🍽 Chou-fleur vapeur à la sauce tomate
- 🍽 Yaourt végétal + 3 pruneaux

Préparez une purée de pois chiches avec des pois chiches que vous aurez idéalement fait cuire vous-même, 1 h 30 à l'eau bouillante, après les avoir fait tremper une nuit. Mixez avec du jus de citron, du cumin, un trait d'huile de sésame et un peu de gomasio.

En plat, faites cuire 2 poignées de fleurettes de chou-fleur à la vapeur, 10 à 15 minutes environ. Nappez de sauce tomate maison (3 tomates pelées, épépinées et mijotées dans un peu d'huile d'olive) et parsemez de coriandre ciselée.

DANS LA SOIRÉE

- ☕ Offrez-vous une infusion à choisir selon vos points faibles : vigne rouge, cassis (problèmes circulatoires), fumeterre, badiane (troubles digestifs), artichaut (troubles hépatiques…)

AU MOMENT DE VOUS COUCHER

- ✋ Prenez quelques minutes pour vous masser les jambes.

POUR DEMAIN

- ☉ Préparez votre petit-déjeuner : mélangez 20 grammes de graines de chia et 25 cl de lait, remuez une ou deux fois au cours de l'heure suivante, puis laissez tremper toute la nuit au réfrigérateur.

JOUR 3

AU RÉVEIL

Même routine : buvez le jus d'un demi-citron additionné d'eau chaude.

POUR MASSER LES ORGANES DIGESTIFS

☯ Virasana, la posture du héros

Installez-vous à genoux sur votre tapis, les genoux joints et les pieds écartés un peu plus que la largeur du bassin. Penchez-vous en avant pour poser votre front au sol, et saisissez vos mollets pour tourner vers le bas et vers l'extérieur, puis venez poser vos fesses au sol, entre vos talons. Étirez bien la chair des fessiers pour vous asseoir sur vos ischions. Redressez la colonne, posez vos mains sur les genoux ou le dos des mains sur le haut des cuisses. Regardez devant vous, calmement.

Virasana est une posture exigeante, naturelle pour certains, mais difficile pour d'autres. N'hésitez pas à mettre une brique ou tout autre support sous vos fesses si c'est trop difficile ou vous fait mal aux genoux. Attention à bien garder les talons près des hanches, le dessus du pied et le petit orteil en contact avec le sol.

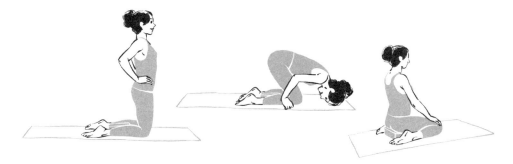

Virasana est une excellente posture pour renforcer les chevilles, les genoux, les cuisses.

Pour réveiller tout le corps, étirer le dos et les organes digestifs

☉ Urdhva Hastasana, les bras tendus vers le haut
Montez les bras tendus, les paumes de mains tournées l'une vers l'autre. Gardez les bras bien engagés en essayant de descendre vos trapèzes loin des oreilles. Restez plusieurs respirations dans cette posture en maintenant votre effort pour garder vos bras fermes.

Cette posture dynamisante réveille le corps, assouplit les épaules, crée de l'espace dans l'abdomen.

Pour détendre le ventre

☉ Vajrasana (voir p. 153).
☉ Parsva Vajrasana, posture du diamant en torsion
En partant de **Vajrasana**, placez votre brique derrière vous. Sur une inspiration, levez le bras gauche en étirant votre colonne vers le ciel, puis abaissez-le en déposant le dos de la main sur la cuisse droite. Pivotez à partir de la taille, en prenant légèrement appui sur le dos de votre main gauche, votre main droite est posée à l'arrière du corps, sur votre brique à plat. Sur les inspirations grandissez-vous, sur les expirations, pivotez. Tenez cinq respirations puis changez de côté.

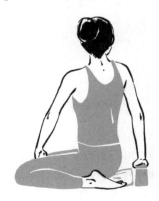

Cette torsion assise masse efficacement les organes digestifs.

Pour ouvrir la poitrine

☯ Bhujangasana, le cobra

À plat ventre sur votre tapis, front posé au sol, les mains à plat, au niveau de votre poitrine. Soulevez votre jambe droite et tournez-la vers l'intérieur. Faites la même chose avec la jambe gauche (cela permet de dégager le bas du dos). Vos gros orteils sont en contact. Expirez puis poussez dans les mains pour redresser la poitrine et le sternum et redressez le visage et la poitrine vers le ciel. Les bras restent pliés, les coudes partent vers l'arrière et les épaules roulent vers l'arrière et vers le bas, loin des oreilles. Restez quelques respirations dans la posture. Redescendez, posez le front sur le sol, prenez quelques respirations puis recommencez en essayant de rester un peu plus longtemps.

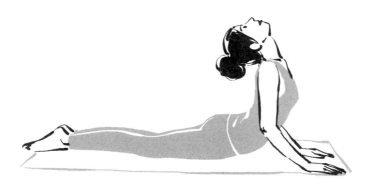

Cette posture d'ouverture de la poitrine est très bénéfique pour le dos, elle « nettoie » les reins et le foie.

Pour libérer les tensions du dos

☯ Adho Mukha Svanasana, la posture du chien tête en bas

En partant de **Tadasana** (voir p. 138), posez les mains à terre et reculez les jambes assez loin (1,20 mètre environ). Les bras sont distants de la largeur des épaules, les pieds de la largeur du bassin.

Les doigts sont écartés, le majeur s'étire vers l'avant, parallèle aux bords du tapis. Pressez fort avec vos mains bien étalées sur le sol, étirez tout votre dos, et tendez vos jambes en essayant de descendre vos talons dans le sol. Etirez bien l'arrière des jambes et des fessiers. Enfin, détendez la tête et la nuque.

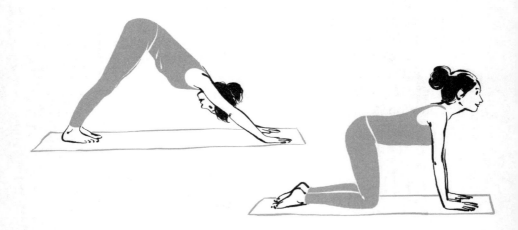

Passé la phase débutant, où elle peut sembler difficile à tenir, c'est une excellente posture à la fois détendante (elle allonge tout le dos et libère les tensions qui s'y sont accumulées) et énergisante.

Pour assouplir le dos et tonifier les jambes

3 à 5 minutes

☯ Virabhadrasana I

En partant de **Tadasana** (voir p. 138), sautez en ouvrant les bras horizontalement et en écartant largement les pieds. Redressez votre bassin en ramenant le sacrum vers le coccyx. Ramenez vos bras verticalement, paumes de mains tournées l'une vers l'autre et crochetez vos pouces. Les bras sont fermes et tendus. Rentrez bien le pied gauche et tournez le pied droit à 90° pour amener votre bassin et votre buste de face.

En gardant bien l'ancrage du pied gauche dans le sol, pliez la jambe droite si possible jusqu'à ce que votre cuisse soit parallèle au sol. Veillez à ce que le genou soit au-dessus de la cheville, le tibia perpendiculaire et la cuisse parallèle au sol. Étirez les bras vers le ciel, et dirigez votre regard (tranquille) vers les doigts levés, sans mettre de pression dans la nuque. Du coccyx au sommet du crâne, votre corps doit former un bel arc. Revenez les bras toujours étirés en tendant les jambes, ramenez les bords externes de vos pieds parallèles l'un à l'autre, changez le crochetage des pouces et faites la posture de l'autre côté.

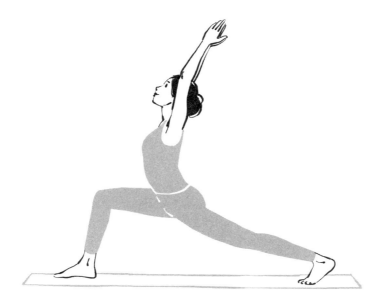

Virabhadrasana I est une posture debout, et arrière, qui tonifie les jambes, assouplit les hanches, chevilles et genoux, allonge le buste, ouvre la poitrine et stimule les organes digestifs.

☯ Refaites **Adho Mukha Svanasana** (voir p. 163).
☯ Terminez par **Savasana** (voir p. 142).

7 H 30 : PETIT-DÉJEUNER

🍵 Thé vert

🍴 Porridge cru de graines de chia

Mélangez bien le porridge pour l'homogénéiser et ajoutez quelques figues séchées, très bien pourvues en fibres excellentes pour le transit, coupées en petits dés.

12 HEURES

☯ **Bharadvajasana assis sur une chaise** (voir p. 140).

ENTRE 12 ET 13 HEURES : DÉJEUNER

🍴 Salade de cresson à l'huile d'olive et jus de citron

🍴 Dos de cabillaud vapeur + pot-au-feu de légumes (céleri-rave, carottes, navets, cuits à l'étouffée)

🍴 Compote de pommes aux zestes d'orange

Pour le plat, faites dorer des cubes de légumes de saison dans un peu d'huile de coco, puis versez 2 verres d'eau et laissez mijoter sur feu doux jusqu'à ce que les légumes soient tendres. Laissez cuire à découvert en fin de cuisson pour laisser le liquide s'évaporer. Terminez avec des herbes fraîches ciselées généreusement, et une pincée de gomasio.

En dessert, préparez une compote avec 2 pommes à chair fondante, type Canada, pelées et coupées en cubes. Mettez-les dans une casserole avec le jus d'une orange et quelques zestes râpés. Vous en aurez pour 2 portions. Conservez-en une au réfrigérateur, pour le dîner.

19 H 30 : DÎNER

🍴 Potage de légumes de saison maison

🍴 Salade composée au chèvre

🍴 Compote de pommes aux zestes d'orange

Utilisez les restes de légumes pour préparer le potage (céleri-rave, carotte, chou-fleur par exemple).

Dans un saladier, déchirez à la main quelques feuilles de trévise rincées et essorées. Ajoutez 30 grammes de fromage de chèvre coupé en dés ou émietté, quelques noix de cajou, et en assaisonnement, un peu d'huile de noix et de jus de citron.

DEUX HEURES APRÈS LE DÎNER, JUSTE AVANT DE SE COUCHER

Pour stimuler les organes digestifs

Supta Padangusthasana, posture du gros orteil, allongée

☙ **Supta Padangusthasana I**

Allongé sur le dos au sol, le bassin bien aligné, pliez votre jambe droite, passez la sangle près du talon et montez-la si possible à 90°. Éloignez bien le talon du fessier. En tenant les extrémités de la sangle dans chaque main, écartez les coudes pour ouvrir la poitrine et ne pas gêner la respiration.

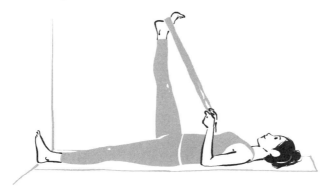

☯ Supta Padangusthasana II

Toujours la jambe tendue, attrapez votre sangle de la main droite, et descendez votre jambe du côté droit. Votre main gauche peut se poser sur votre cuisse pour éviter que le bassin bascule du côté de la jambe levée. Gardez bien la jambe au sol ferme et engagée.

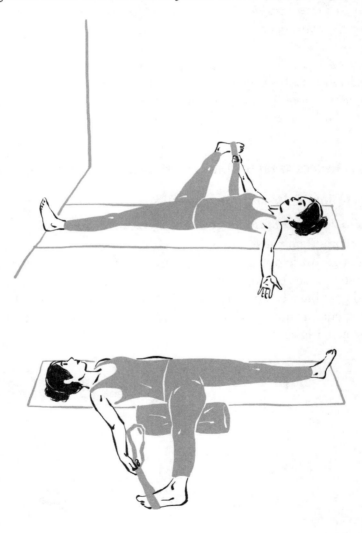

☯ Supta Padangusthasana III

Revenez à la verticale, attrapez la sangle de la main gauche et bascu-lez la jambe droite du côté gauche, laissez la jambe gauche au sol tourner du même côté. La jambe doit rester dans son axe au maxi-mum, perpendiculaire au sol.

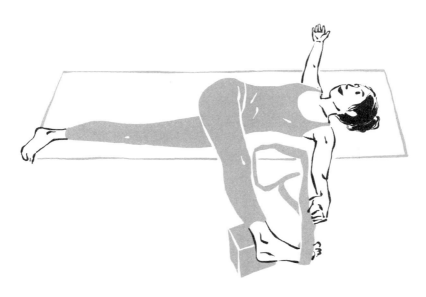

Précision importante : *si vous avez vos règles, restez en Supta Padan-gusthasana I ou II pour éviter trop de pression dans le ventre.*

Ces postures soulagent le dos, étirent les muscles ischio-jambiers, soulagent les sciatiques, massent les organes digestifs, assouplissent les hanches. Elles offrent un grand nettoyage physique et même émotionnel !

Pour faciliter la digestion et éliminer les gaz

☯ **Eka Pada Supta Pavana Muktasana,
la posture de libération des vents**

Allongé sur le dos, ramenez la jambe droite pliée contre votre poitrine en croisant vos doigts sur votre tibia, juste en dessous du genou. Ne perdez pas l'alignement du bassin en montant votre jambe, résistez en éloignant l'ischion (l'os fessier) droit de vos épaules. La jambe au sol n'est pas molle, elle est engagée, la rotule est bien tournée vers le ciel et le pied est flex comme si vous poussiez un mur imaginaire. Le bas du dos doit rester au sol. Restez cinq respirations puis changez de jambe, et changez le croisement de vos doigts.

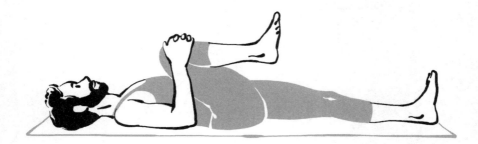

☯ **Dvi Pada Supta Pavana Muktasana,**
posture de libération des vents

Allongé au sol sur le dos, ramenez les deux genoux contre la poitrine en croisant vos doigts sur vos tibias. Essayez de ramener le bas du dos au sol tout en pressant dans les mains pour rapprocher vos genoux.

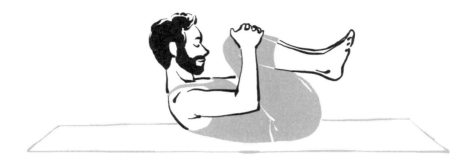

Cette posture stimule et masse les organes de digestion, et comme son nom l'indique, élimine les gaz !

☯ **Savasana** (voir p. 142).

PROGRAMME YOGA FOOD ANTISTRESS

Dans l'assiette

Pas de sérénité sans une alimentation équilibrée, dense en nutriments, saine, remplissant ses devoirs physiologiques et gustatifs. Pour être en forme, ce qui implique un niveau d'énergie suffisant, mais aussi un sommeil réparateur et un équilibre nerveux pas trop fragile, notre corps a besoin chaque jour de 13 vitamines, d'une vingtaine de minéraux et d'oligoéléments, de 60 à 80 grammes de protéines et d'une dose suffisante d'oméga 3, entre autres. On sait en effet que ces derniers sont indispensables pour améliorer les états dépressifs. Or, le stress diminue la concentration en oméga 3 au niveau de la membrane des neurones, il faut donc en apporter encore plus à l'organisme stressé, et limiter en parallèle l'apport en oméga 6 (huile de tournesol, produits industriels), qui contrent la bonne assimilation des oméga 3.

Une alimentation variée est donc indispensable pour couvrir ces nombreux besoins. Vos alliés ? Ananas, agrumes, kiwi, mangue, brocoli, poivron cru pour la vitamine C. Riz complet, avocat, flocons d'avoine, haricots blancs et laitages pour le magnésium. Betterave, brocoli, chou de Bruxelles, lentilles, pruneaux, banane et amandes pour le potassium. Produits laitiers, germe de blé, noix, graines, soja, poisson, œuf, pour la phénylalanine, un acide aminé précurseur de la dopamine et de la noradrénaline, deux composés qui agissent comme accélérateurs de l'action et de l'éveil. Enfin, beurre et poissons gras pour la vitamine D (et vitamine B12 pour ces derniers). Et pour finir, on évite l'excès de café ou de thé qui favorise fatigue et anxiété.

Côté yoga

Pour se libérer du stress, les postures vers l'avant sont des postures qui agissent sur le système nerveux parasympathique, lié à la relaxation, à la détente. Poser le sommet de son crâne sur un support, rester longtemps dans les postures sans lutter, allonger les inspirations et les expirations est aussi une grande source de détente. Un grand professeur indien faisait ainsi remarquer que lorsque l'on rentre chez soi, après une longue journée de travail, que l'on ouvre la porte et que l'on pose ses affaires, prend-on une grande inspiration ? Non ! On relâche, on expire ! C'est ce que les postures de yoga et les exercices de respiration qui suivent vous invitent à goûter... Soufflez (par le nez) !

Votre liste de courses

ÉPICERIE

- ❑ Amandes
- ❑ Amandes effilées
- ❑ Cacahuètes
  non grillées non salées
- ❑ Chocolat à 70 %
- ❑ Coco râpée
- ❑ Figues séchées
- ❑ Flocons d'avoine
- ❑ Huile d'olive
- ❑ Huile de noix
- ❑ Infusion
  (camomille,
  verveine, tilleul…)
- ❑ Lait frais (magasins bio)
  ou végétal (au choix)
- ❑ Noisettes
- ❑ Noix
- ❑ Noix de cajou
- ❑ Œufs
- ❑ Pain au levain
- ❑ Purée d'amandes
- ❑ Quinoa
- ❑ Riz basmati
- ❑ Riz complet
- ❑ Vinaigre

HERBES ET CONDIMENTS

- ❑ Cannelle
- ❑ Ciboulette
  (fraîche ou surgelée)
- ❑ Coriandre
  (fraîche ou surgelée)
- ❑ Curcuma
- ❑ Gingembre frais
- ❑ Gomasio
- ❑ Graines de fenouil
- ❑ Menthe
  (fraîche ou surgelée)
- ❑ Persil (frais ou surgelé)

RAYON FRAIS ET FRUITS ET LÉGUMES

- ❑ Ail
- ❑ Artichaut
- ❑ Bananes
- ❑ Bulbe de fenouil
- ❑ Crevettes
- ❑ Échalotes
- ❑ Épinards
- ❑ Framboises
  (fraîches ou surgelées)
- ❑ Fromage blanc (entier, bio)
- ❑ Fruits rouges
  (frais ou surgelés)
- ❑ Germes de soja
- ❑ Kiwis

❑ Légumes de saison au choix, frais ou surgelés (carotte, courgette, petits pois, haricots verts, aubergine, chou-fleur, fèves…).
❑ Oignons
❑ Pamplemousse
❑ Pavé de cabillaud
❑ Pavé de saumon
❑ Pommes
❑ Potimarron (frais ou surgelé)
❑ Salade de mâche
❑ Tofu
❑ Tomates
❑ Yaourt de coco
❑ Yaourts au bifidus bio

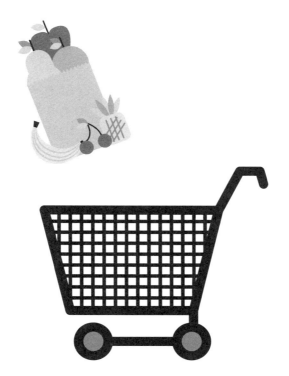

JOUR 1

AU RÉVEIL

Avant de vous lever, peut-être comme un diable qui sort de sa boîte ou alors en vous traînant douloureusement hors du lit, assailli par la liste des choses qui vous attendent, restez allongé sur le dos, et prenez juste quelques instants pour respirer, tout simplement, et sentir votre corps. Comment va-t-il ce matin ? Y a-t-il des endroits plus sensibles que d'autres ? Observez simplement, étirez-vous, posez les deux pieds au sol, le dos droit, le sommet du crâne dirigé vers le ciel, et attendez un peu avant de vous précipiter vers vos activités.

⇨ *Matériel : tapis, brique et sangle.*

☻ **Adho Mukha Virasana, la posture du héros, le visage tourné vers le sol**

Assis sur vos talons, joignez les gros orteils et écartez vos genoux de la largeur du buste. Posez les fessiers sur les talons puis étirez-vous vers l'avant en allongeant les bras, les doigts des mains posés au sol et les avant-bras levés. Posez si possible le front au sol ou sur un support. Vous pouvez également placer le support sous le ventre et le front. Sentez tout l'étirement dans le dos.

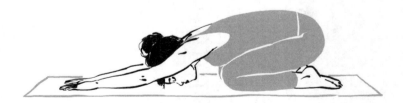

C'est une posture très relaxante puisque l'on « dépose » son cerveau sur un support. L'étirement vers l'avant permet de créer de l'espace pour les organes internes.

- **Assis en Vajrasana** (voir p. 153), **puis tendez vos bras en Urdhva Baddhanguliyasana** (voir p. 139).
- **Tadasana** (voir p. 138).
- **Demi-Uttanasana, demi-étirement intense vers l'avant**

Prenez une chaise ou rapprochez votre tapis d'un mur. Jambes écartées de la largeur du bassin, voire davantage en alignant le bord externe de vos pieds avec le bord de votre tapis, déposez les doigts contre le mur ou sur le dossier de la chaise, puis reculez les pieds pour essayer d'avoir le dos parallèle au sol, et les jambes à 90°. Étirez les deux bords du buste de manière égale. Veillez à ne pas creuser le dos ou à l'arrondir. Il doit être le plus droit possible. Redressez-vous et recommencez.

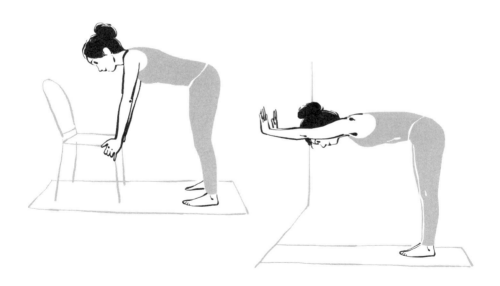

Cette posture tonifie les jambes et assouplit la colonne. Elle masse également les organes abdominaux.

❂ **Adho Mukha Svanasana** (voir p. 163).
Au début, gardez les genoux pliés, puis tendez-les l'un après l'autre, en douceur. Déposez le front ou le sommet du crâne sur une brique ou deux si vous le pouvez.

Reposer son cerveau permet une détente du système nerveux.

❂ **Dandasana** (voir p. 157).
❂ **Janu Sirsasana, la posture de la tête au genou**
À partir de **Dandasana**, repliez la jambe droite de telle sorte que la voûte plantaire vienne s'appuyer contre l'intérieur de la cuisse gauche, et que l'extérieur de la jambe pliée repose au sol. Levez les bras vers le ciel en tournant votre buste face à la jambe étirée au sol, qui est tonique, puissante. Étirez-vous vers l'avant en allongeant l'avant du corps au maximum. Attrapez le pied gauche avec vos mains (prenez une sangle au besoin), montez bien le sternum puis relâchez la tête en direction du genou. Pour une vraie détente, vous pouvez placer le front sur un support : chaise, coussins fermes...

Pour sortir de la posture, redressez-vous et allongez les jambes en **Dandasana.** Changez de côté.

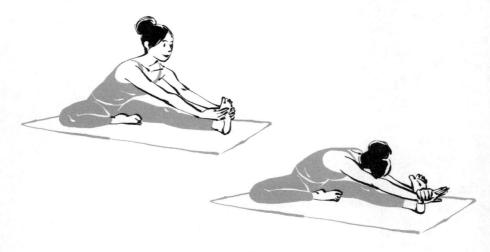

Cette posture allonge tout l'arrière du corps, étire les muscles ischio-jambiers, assouplit les hanches. Et comme toutes les postures vers l'avant où l'on « pose » son cerveau, elle déstresse efficacement.

☣ Terminez par **Savasana** (voir p. 142).

7 H 30 : PETIT-DÉJEUNER

🍵 Infusion de camomille ou de verveine

🍴 Pain au levain + purée d'amandes

🍴 1 bol de lait frais ou végétal

🍴 1 kiwi

Vous êtes stressé dès le pied posé hors du lit ? Alors essayez cette version de petit-déjeuner, sans thé ni café ni excitant d'aucune sorte. Vous ne risquez pas non plus de vous endormir, promis.

ENTRE 12 ET 13 HEURES

3 à 5 minutes

Avant le déjeuner

☣ **Exercice de cohérence cardiaque** (à pratiquer tous les jours !) Nous ne pouvons pas contrôler les battements de notre cœur, mais nous pouvons en revanche contrôler notre respiration. Et c'est ainsi que l'on lutte efficacement contre le stress. La cohérence cardiaque vise à pacifier le système nerveux sympathique (celui qui nous prépare à la fuite ou à l'attaque en cas de stress) et à activer le système nerveux parasympathique (récupération, détente…) par le contrôle de la respiration, par l'allongement des inspirations et des expirations, on calme les battements du cœur.

Muni d'un minuteur, confortablement assis, le dos bien droit et les deux pieds plantés dans le sol, allongez puis équilibrez vos inspirations et expirations. Inspirez sur environ cinq secondes, expirez sur le même temps. Pratiquez cet exercice pendant cinq minutes, trois fois par jour. Retenez le chiffre 365 : 3 fois par jour ; 6 respirations par minute ; pendant 5 minutes.

Pour vous aider, vous pouvez fermer les yeux et visualiser un mouvement répétitif régulier (un paysage de montagne qui grimpe et qui descend ou un ballon qui se gonfle et se dégonfle) et apaisant !

Déjeuner

- ☕ Salade de mâche aux noix
- ☕ *Poêlée de crevettes aux germes de soja et cajou*, riz complet
- ☕ Compotée de fruits rouges

Assaisonnez 1 poignée de mâche avec 1 cuillère à soupe d'huile de noix, un trait de vinaigre et 1 noix cassée en éclats.

Faites cuire du riz complet à l'eau bouillante salée, selon les indications de temps données sur l'emballage. Égouttez et servez avec la poêlée.

En dessert, faites compoter l'équivalent d'un ramequin de fruits rouges, dans une casserole sur feu doux, avec ½ cuillère à café de gingembre frais râpé.

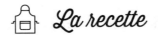 *La recette*

POÊLÉE DE CREVETTES
AUX GERMES DE SOJA ET CAJOU

❶ Chauffez 1 cuillère à soupe d'huile d'olive dans une poêle.

❷ Faites-y fondre 1 oignon pelé et émincé, puis ajoutez 100 grammes de crevettes décortiquées surgelées et 1 poignée de germes de soja frais.

❸ À part, faites dorer 10 noix de cajou dans une poêle antiadhésive sans les laisser noircir. Quand il n'y a plus d'eau dans le mélange crevettes-germes de soja, parsemez de coriandre ciselée, de cajou, et servez aussitôt.

COLLATION (OBLIGATOIRE EN CAS DE STRESS INTENSE)
☕ 1 infusion au choix (verveine, tilleul…) nature
🍽 10 amandes + 2 carrés de chocolat noir à 70 %

Pas de thé ni de café bien entendu pour cette collation. Ni dans la journée, à cause de la caféine qui maltraite les neurones.

LA COLLATION ANTISTRESS, UN VÉRITABLE OUTIL

Ne changez rien à la composition de cette collation : elle est conçue pour vous apporter du tryptophane, un acide aminé impliqué dans la régulation des réactions inflammatoires et de la tension artérielle, ainsi que dans la synthèse de sérotonine, l'hormone de la satiété et de l'humeur, elle-même précurseur de la mélatonine, l'hormone du sommeil. Autant dire que c'est exactement l'acide aminé qu'il faut au cours d'un programme antistress, qui plus est en cas de troubles du sommeil. Pour réguler les coups de blues et les pulsions alimentaires de fin de journée, il est hautement recommandé d'apporter du tryptophane à l'organisme vers 17 heures, heure à laquelle son absorption est la meilleure, et à deux heures d'un repas. On opte donc pour des aliments riches en tryptophane au goûter : amandes, noix de cajou, noix de coco, avec un peu de chocolat dont le petit apport en sucre permet la bonne pénétration du tryptophane dans la cellule.

19 HEURES

Pour masser en douceur le ventre (qui a aussi besoin de détente)

- ☙ Asseyez-vous en **Dandasana** (voir p. 157).
- ☙ Passez ensuite en **Maricyasana I** (voir p. 141).
- ☙ Allongez-vous pour **Supta Baddha Konasana** (voir p. 149).
- ☙ Terminez votre pratique par un court **Savasana** sur votre tapis (voir p. 142).

19 H 30 : DÎNER

- ⑨ Potage de légumes verts maison
- ⑨ Papillote de cabillaud, riz basmati
- ⑨ Yaourt de coco et compote de pommes maison

Préparez votre potage avec les légumes de saison de votre choix (brocoli, poireaux, courgette…).

Déposez 1 pavé de cabillaud sur une feuille de papier sulfurisé. Ajoutez ½ oignon finement émincé, 1 cuillère à soupe d'huile d'olive et parsemez de quelques pincées de curcuma. Refermez et faites cuire 20 minutes environ au four à 210 °C (th. 7). Servez avec du riz basmati cuit à l'eau bouillante, selon les indications du paquet.

Un bain antistress au magnésium

Le magnésium est un minéral crucial dans la lutte antistress et dans la gestion de l'équilibre nerveux. Il s'absorbe par voie orale (alimentation, eaux minérales riches) mais aussi par voie transcutanée (par la peau). Et, par ce biais, il est aussi parfaitement toléré, contrairement au magnésium par voie orale qui peut poser des soucis de tolérance digestive à certaines personnes. La bonne idée, c'est donc de se faire couler un bain assez chaud le soir, pour permettre à la peau d'être aussi réceptive que possible, et d'ajouter un sachet de chlorure de magnésium (en pharmacie). Remuez jusqu'à dissolution et plongez-vous dans ce bain reminéralisant pendant au moins 15 à 20 minutes. Rincez-vous et séchez-vous, puis allez-vous coucher. La nuit devrait être paisible et réparatrice...

DANS LA SOIRÉE

☕ Dégustez une infusion de tilleul aux vertus apaisantes.

JOUR 2

AU RÉVEIL

Comme le jour précédent, prenez quelques instants pour vous, pour vous ausculter intérieurement.

Pour ouvrir le corps et les épaules

☯ Tenez-vous en **Tadasana** (voir p. 138).

☯ **Paschima Namaskarasana, pose inversée de prière**

En **Tadasana**, venez joindre vos mains en prière dans le dos. Les paumes sont jointes, les épaules roulent vers l'arrière. Si c'est trop douloureux, vous pouvez simplement attraper vos coudes (**Baddha Hastasana**). Restez au moins cinq respirations dans cette posture. Si vous avez attrapé vos coudes, inversez votre prise, puis relâchez.

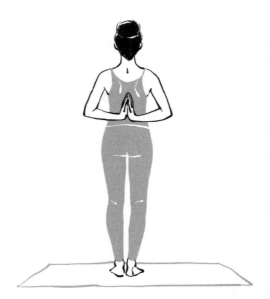

Venez vous installer en **Adho Mukha Svanasana** (voir p. 163).

Pour tonifier les jambes et ouvrir la poitrine

☯ Utthita Trikonasana, posture du triangle étendu

En partant de **Tadasana** (voir p. 138), sautez en ouvrant les bras horizontalement et en écartant les jambes assez largement (1,20 mètre environ). Veillez à ce que les bords externes de vos pieds soient bien parallèles. Tournez le pied droit à 90°. Rentrez légèrement le pied arrière, le buste toujours face au côté du tapis. Le talon du pied avant doit arriver au milieu du pied arrière. Étirez le sacrum vers le coccyx.

Étirez le buste et allongez le bras droit loin dans l'axe latéral. Lorsque vous êtes arrivé au maximum de votre étirement, serrez le tibia (ou la cheville) entre votre pouce et votre index. Étirez le bras gauche vers le ciel, paume de main dans la même direction que le buste. Tournez votre regard en direction du pouce levé. Allongez bien la nuque. Gardez le poids du corps dans la jambe arrière.

Redressez-vous en étirant vers l'arrière le bras qui s'étirait vers le ciel. Ramenez les bords externes de vos pieds parallèles l'un à l'autre, puis faites la posture de l'autre côté.

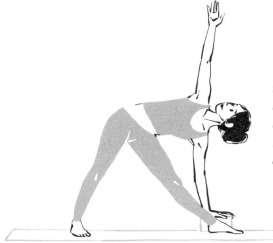

Utthita Trikonasana est une posture très complète qui tonifie les jambes, les organes digestifs, ouvre la poitrine, étire le buste, assouplit les épaules.

Pour détendre le ventre et la tête

- **Adho Mukha Virasana** (p. 176).
- **Dandasana** (voir p. 157).
- **Janu Sirsasana** (voir p. 178).
- Terminez par **Savasana** (voir p. 142).

7 H 30 : PETIT-DÉJEUNER

- Infusion de camomille ou de verveine
- 1 fromage blanc + 2 cuillères à soupe de flocons d'avoine
- 1 banane en rondelles
- 4 noix

Pelez la banane et écrasez-la à la fourchette. Dans un bol, mélangez-la avec le fromage blanc et les flocons d'avoine, puis un peu de cacao amer en poudre. Terminez avec des éclats de noix.

ENTRE 12 ET 13 HEURES

3 à 5 minutes

Avant le déjeuner

- **Respiration consciente** (voir p. 145).

Déjeuner

- *Pavé de saumon grillé, fondue de fenouil et quinoa**
- Salade de kiwi à la menthe

En dessert, pelez 2 kiwis et coupez-les en dés. Mettez-les dans un ramequin et parsemez de menthe ciselée.

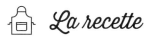 *La recette*

PAVÉ DE SAUMON GRILLÉ, FONDUE DE FENOUIL ET QUINOA

❶ Coupez 1 petit bulbe de fenouil en lanières. Chauffez 1 cuillère à soupe d'huile d'olive dans une cocotte, ajoutez le fenouil et faites-le dorer 5 minutes. Incorporez 1 verre d'eau, quelques graines de fenouil, poivrez puis laissez cuire 20 minutes à couvert.

❷ Faites cuire du quinoa à l'eau frémissante, 10 minutes, puis laissez gonfler à couvert pendant 5 minutes avant d'égoutter. Servez le saumon avec le fenouil et le quinoa, et ajoutez 1 cuillère à café d'amandes effilées préalablement dorées dans une poêle antiadhésive.

VERS 19 HEURES : AVANT LE DÎNER (OU DEUX HEURES APRÈS)

Pour une détente complète

☙ **Pascimottanasana**

En partant de **Dandasana** (voir p. 157), étirez vos bras vers le ciel, allongez bien le buste et montez le sternum puis essayez de basculer vers l'avant comme si vous vouliez attraper vos orteils. Si vous êtes un peu raide, vous pouvez glisser un support sous vos fesses, et passer une sangle derrière la voûte plantaire pour aller vers l'avant. Allongez bien l'avant du buste, étirez ses deux bords de manière égale. Lorsque vous êtes arrivé au maximum, relâchez la tête. Pour plus de détente, vous pouvez écarter les jambes de la largeur du bassin et poser le front sur un support (peu importe la hauteur !).

Pascimottanasana est une excellente posture de détente pour le cœur, le dos, pour la tête.

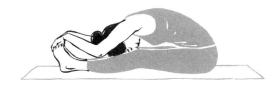

- Allongez-vous sur le dos (jambes pliées), pour **Jathara Parivartanasana** (voir p. 148).
- Terminez par **Savasana** pendant quelques minutes (voir p. 142).

19 H 30 : DÎNER

- Artichaut vinaigrette
- *Riz sauté aux légumes**
- Yaourt au bifidus à la figue séchée

Assaisonnez l'artichaut avec une sauce à base d'huile d'olive, de jus de citron, de ciboulette et de poivre.

En dessert, coupez 1 figue séchée en dés (riche en magnésium) dans le yaourt. Mélangez et dégustez.

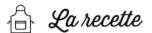 *La recette*

RIZ SAUTÉ AUX LÉGUMES (POUR 4 PORTIONS)

Chauffez 1 cuillère à soupe d'huile d'olive avec des épices au choix (cumin, curry, curcuma, coriandre en graines, cardamome, safran…). Quand elles commencent à crépiter, ajoutez ½ échalote (ou petit oignon) émincée, 50 grammes de riz (complet ou semi-complet idéalement), et faites blondir 2 minutes. Ajoutez 200 à 300 grammes de légumes au choix, frais ou surgelés (carotte, courgette, petits pois, haricots verts, aubergine, chou-fleur, fèves…). Couvrez juste d'eau et laissez mijoter jusqu'à ce que l'ensemble soit cuit (il faudra peut-être rajouter un peu d'eau en cours de cuisson). Avant de servir, parsemez d'herbes fraîches, de 1 cuillère à café de coco râpée et de quelques noix de cajou concassées.

DANS LA SOIRÉE

- Dégustez une infusion de tilleul aux vertus apaisantes.

JOUR 3

AU RÉVEIL

Avant de vous lever, comme les jours 1 et 2, prenez quelques instants pour vous ausculter intérieurement. Comment vous sentez-vous ce matin ?

Pour ouvrir les épaules et réveiller le corps

☺ Gomukhasana, la posture de la tête de vache

Assis en **Vajrasana** (voir p. 153), pliez le coude gauche pour placer le dos de la main entre vos omoplates, les doigts s'étirent vers la nuque. Levez le bras droit, pliez le coude et attrapez (si possible !) les doigts de la main gauche. Si la posture est trop exigeante, faites l'exercice avec votre sangle saisie entre les deux mains. Revenez et recommencez en inversant les bras.

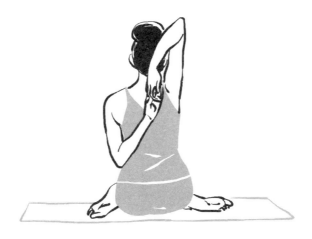

Pour insuffler de l'énergie dans tout le corps et stimuler les organes digestifs

☻ Prasarita Padottanasana, posture des pieds écartés

En partant de **Tadasana** (voir p. 138), écartez très largement les pieds. Vérifiez que leurs bords externes sont bien parallèles et alignés. Redressez le bassin en montant le pubis. Mains aux hanches, les coudes dirigés en arrière, roulez les épaules vers l'arrière. En essayant de ne pas reculer les fesses, étirez-vous vers l'avant en gardant le dos bien droit. Posez le bout de vos doigts en coupe inversée sur le sol (ou sur des briques) sous les épaules. Pressez bien le bord externe des pieds dans le sol, posez les mains sur la même ligne que les pieds, les coudes toujours vers l'arrière et posez si vous le pouvez le sommet du crâne au sol.

Pour sortir de la posture, ramenez les mains aux hanches, redressez-vous en gardant le buste droit, puis rapprochez vos pieds en accordéon : talons, orteils, talons, orteils…

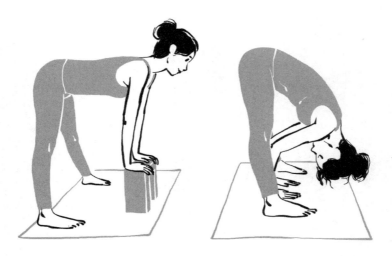

Cette posture, qui est un inversé (tête en bas), oxygène tout le cerveau et stimule tous les organes de digestion.

☙ **Adho Mukha Svanasana** (voir p. 163).

Sur votre dernière expiration, faites un petit saut, pour ramener vos pieds entre vos mains.

☙ Asseyez-vous en **Dandasana** (voir p. 157).

Pour la détente finale

☙ Repliez la jambe droite pour venir en **Janu Sirsasana** (p. 178).

☙ Terminez par trois minutes de **Savasana** (voir p. 142).

7 H 30 : PETIT-DÉJEUNER

☕ Infusion de camomille ou de verveine

🍴 Pain au levain + purée d'amandes

🍴 Fromage blanc aux amandes

🍴 Salade de pamplemousse

Ce matin, parsemez un ramequin de fromage blanc d'amandes effilées. Et détachez les quartiers de pamplemousse rose, que vous mélangerez dans le ramequin avec un peu de cannelle en poudre.

ENTRE 12 ET 13 HEURES

3 à 5 minutes

Avant le déjeuner

Au choix ! Vous pouvez mettre votre minuteur en route pour cinq minutes de **respiration consciente** (voir p. 145) ou de **cohérence cardiaque** (voir p. 179).

Déjeuner

🍴 Salade de tomates

🍴 *Spaghettis de sarrasin aux crevettes**

🍴 Yaourt aux framboises et aux amandes

Assaisonnez des tomates avec un trait d'huile d'olive et quelques pincées de gomasio.

En dessert, ajoutez quelques framboises sur un yaourt. Faites dorer quelques amandes effilées dans une petite poêle antiadhésive et parsemez-en le tout. Dégustez aussitôt.

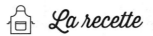

La recette

SPAGHETTIS DE SARRASIN AUX CREVETTES

❶ Faites cuire les spaghettis à l'eau bouillante selon les indications de l'emballage avant de les égoutter.

❷ Chauffez 1 cuillère à soupe d'huile d'olive dans une poêle et faites revenir 1 poignée de crevettes décortiquées avec 1 gousse d'ail pelée et pressée.

❸ Ajoutez 1 cuillère à soupe de cacahuètes (non grillées et non salées) puis les pâtes. Laissez revenir 1 minute et servez, parsemé de coriandre ou de menthe ciselée.

COLLATION (OBLIGATOIRE EN CAS DE STRESS INTENSE)

☕ 1 infusion au choix (verveine, tilleul…) nature

🍴 Crème coco

Mixez 1 yaourt coco avec 1 banane bien mûre et 2 cuillères à café bombées de noix de coco râpée. Servez dans un ramequin et dégustez frais.

VERS 19 HEURES 10 minutes

Pour masser le ventre en douceur

- 🌀 Ramenez les jambes sur la poitrine pour **Dvi Pada Supta Pavana Muktasana** (voir p. 171).
- 🌀 Allongez-vous sur votre tapis pour **Jathara Parivartanasana** (voir p. 148).
- 🌀 Terminez par trois minutes (minimum) de **Savasana** (voir p. 142).

19 H 30 : DÎNER

- 🍴 Soupe de potimarron à la ciboulette
- 🍴 Tofu pané aux noisettes, épinards
- 🍴 Compote de pommes maison

Servez le potage de potimarron parsemé de ciboulette.

Faites cuire des épinards en branches à la casserole, jusqu'à ce qu'ils soient bien tendres. Ajoutez un trait de lait de coco, salez légèrement. Mixez grossièrement 4 cuillères à soupe de noisettes, mettez-les dans une assiette. Battez 1 œuf dans une seconde assiette et coupez 1 pavé de tofu en deux dans l'épaisseur (s'il est un peu épais). Passez-le des deux côtés dans l'œuf battu, puis dans les noisettes concassées, de façon à l'en recouvrir. Chauffez une poêle antiadhésive et faites-y dorer le tofu 5 à 6 minutes de chaque côté.

DANS LA SOIRÉE

- ☕ Dégustez une infusion de tilleul aux vertus apaisantes.

PROGRAMME YOGA FOOD MINCEUR

On vient au yoga pour toutes sortes de raisons personnelles. Se détendre, réussir à élever ses enfants sans crier, (re)trouver une spiritualité perdue, se muscler, ou mincir. Aucune n'est bonne ou mauvaise, pourquoi les juger ? Mais si l'on aime le yoga, et si l'on pratique un peu plus assidûment, on finit par trouver des choses bien différentes que celles auxquelles on s'attendait.

Dans l'assiette

En soi, le yoga ne fait pas maigrir, mais l'alimentation qu'il préconise proscrit d'emblée les produits industriels et les sucres « inutiles » (sucre dans les boissons chaudes, dans les yaourts, dans les desserts…) qui font grossir sans « nourrir » le corps. C'est une excellente stratégie pour la ligne puisque, de cette façon, l'insuline n'est pas sollicitée en excès et l'organisme est incité à puiser dans ses réserves. L'alimentation yogique privilégie aussi les végétaux sous toutes leurs formes, ainsi que les « bonnes » graisses, d'origine végétale, c'est-à-dire des nutriments qui apportent à l'organisme des éléments nécessaires à son bon fonctionnement.

Côté yoga

En parallèle, pratiqué régulièrement, le yoga muscle en profondeur, tonifie le corps et si, au passage, comme vous y invitent les textes à faire preuve de modération et de contentement, si en plus vous mettez de la conscience dans votre façon de vous alimenter, il se pourrait bien que vous trouviez enfin, et durablement, un poids dans lequel vous vous sentirez bien.

Votre liste de courses

ÉPICERIE

- ❑ Amandes
- ❑ Flocons d'avoine
- ❑ Graines de courge
- ❑ Huile d'olive
- ❑ Huile de coco
- ❑ Infusion drainante
  ou digestive : mélisse,
  reine-des-prés, menthe...
- ❑ Lait de coco
- ❑ Lentilles corail
- ❑ Noix
- ❑ Œufs
- ❑ Pain d'épeautre ou sans gluten
- ❑ Pâtes complètes
- ❑ Purée d'amandes
- ❑ Thé vert ou café

HERBES ET CONDIMENTS

- ❑ Cannelle
- ❑ Ciboulette (fraîche ou surgelée)
- ❑ Coriandre (fraîche ou surgelée)
- ❑ Curcuma
- ❑ Curry
- ❑ Gingembre frais
- ❑ Gomasio
- ❑ Graines de fenouil
- ❑ Menthe (fraîche ou surgelée)
- ❑ Persil (frais ou surgelé)
- ❑ Sésame
- ❑ Thym

RAYON FRAIS ET FRUITS ET LÉGUMES

- ❑ Ail
- ❑ Artichaut
- ❑ Asperges
  (fraîches ou surgelées)
- ❑ Brocoli
- ❑ Carottes
- ❑ Citrons
- ❑ Concombre
- ❑ Courgettes
- ❑ Crevettes
- ❑ Échalotes
- ❑ Framboises
- ❑ Fromages blancs
  (entiers, bio)
- ❑ Fruits rouges
- ❑ Germes de soja
- ❑ Kiwis
- ❑ Maquereau
- ❑ Pamplemousse
- ❑ Patate douce
- ❑ Pavé de cabillaud
- ❑ Pétoncles (frais ou surgelés)
- ❑ Poireaux
- ❑ Poivron rouge
- ❑ Pommes
- ❑ Tofu
- ❑ Tomates
- ❑ Yaourts végétaux

JOUR 1

AU RÉVEIL

Pour tonifier les bras

☯ **Urdhva Baddhanguliyasana** (voir p. 139) en **Sukhasana** (voir p. 155).

Pour tonifier les cuisses et raffermir les bras

☯ **Adho Mukha Svanasana** (voir p. 163).

Pour se faire des abdos d'acier !

☯ **Paripurna Navasana**

En partant de **Dandasana** (voir p. 157), pliez vos genoux puis décollez les talons du sol, étirez vos bras parallèlement au sol. Inspirez puis tendez les jambes en levant vos pieds à hauteur des épaules, dans un angle d'environ 60°. Essayez de calmer le souffle dans cette asana très intense ! Si c'est trop difficile, vous pouvez aussi garder les tibias parallèles au sol.

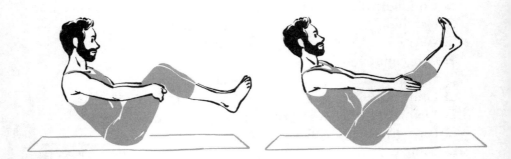

Paripurna Navasana renforce la sangle abdominale, et les organes digestifs. Elle tonifie le dos et stimule les reins. C'est une excellente posture pour avoir des abdos d'acier, mais elle est aussi très efficace pour l'élimination des déchets.

Attention, ne tendez pas vos jambes si vous avez vos règles.

Pour étirer les muscles des jambes

☙ Upavistha Konasana, posture de l'angle assis

Assis en **Dandasana** (voir p. 157), écartez vos jambes tendues le plus largement possible, les talons étirés loin de vous. Ne laissez pas les jambes tourner vers l'extérieur, gardez la rotule tournée vers le ciel. Par l'appui des doigts en coupe inversée sur le sol à l'arrière des fesses, étirez tout le haut du corps, roulez les épaules en arrière, montez le sternum, étirez le sommet du crâne vers le ciel.

Pour sortir de la posture, ramenez les jambes l'une contre l'autre en **Dandasana.**

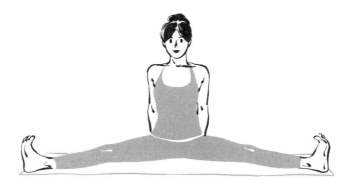

Cette posture étire les muscles ischio-jambiers, assouplit le bassin, masse les organes du ventre.

Pour assouplir le bassin

☯ Gardez votre support pour **Baddha Konasana** (voir p. 142).
Si cette posture vous est facile, essayez d'aller un peu plus loin en allongeant le buste et en l'étirant vers l'avant de votre tapis, le bout des doigts posés au sol. Puis laissez votre tête se reposer.

Terminez par **Savasana** pendant quelques minutes (voir p. 142).

7 H 30 : PETIT-DÉJEUNER

☕ Thé vert ou café
🍽 2 tranches de pain d'épeautre ou sans gluten
🍽 1 œuf coque

Transformez vos tranches de pain en mouillettes à tremper dans votre œuf coque ! Grâce à ce petit-déjeuner riche en protéines, vous tiendrez sans faim jusqu'au déjeuner.

Le bon réflexe marche

Ce matin, prévoyez 30 minutes de marche rapide, c'est-à-dire en forçant l'allure comme si vous étiez très pressé afin d'accélérer la cadence. Vous pouvez prendre ce temps sur votre trajet pour aller au bureau, pour faire des courses, rentrer de l'école après avoir accompagné les enfants…

ENTRE 12 ET 13 HEURES — 3 à 5 minutes

Avant le déjeuner : pour raffermir les bras et se réveiller !

☯ **Assis en Vajrasana** (voir p. 153) ou sur votre chaise, **Urdhva Baddhanguliyasana** (voir p. 139).

Déjeuner

🍴 Artichaut vinaigrette
🍴 Pâtes complètes au tofu et à la courgette
🍴 Compote de pommes maison au gingembre

Assaisonnez l'artichaut avec un peu de vinaigrette maison et quelques pincées de cumin en poudre.

En plat, faites cuire des pâtes complètes à l'eau bouillante salée. Faites cuire 1 petite courgette taillée en dés à la vapeur puis mixez-les pour obtenir un coulis. Faites dorer 1 pavé de tofu coupé en dés dans une poêle avec 1 cuillère à café d'huile de coco. Mélangez les pâtes avec le coulis de courgette et garnissez de dés de tofu. Parsemez d'herbes fraîches ciselées au choix : menthe, basilic, ciboulette…

Préparez la compote en faisant cuire des pommes (à chair fondante) avec un peu de cannelle et de gingembre frais râpé.

VOTRE VINAIGRETTE MINCEUR

Pendant un régime, il n'y a rien de pire que de manger « nature », « sans sauce », « sans goût »… Ce qui est le meilleur moyen pour craquer au bout de quelques jours et finir par manger plus que de raison. Préférez une vinaigrette légère maison, faite en mélangeant 1 yaourt végétal avec du jus de citron, des herbes fraîches ciselées et un peu de gomasio.

COLLATION (FACULTATIVE, UNIQUEMENT EN CAS DE FAIM)

☕ 1 infusion drainante ou digestive : mélisse, reine-des-prés, menthe… sans sucre
🍴 1 fromage blanc
🍴 1 dizaine d'amandes

19 HEURES : AVANT LE DÎNER

Pour étirer le haut du corps
et tonifier les bras et la sangle abdominale

- Asseyez-vous en **Dandasana** (voir p. 157) puis étirez vos bras en **Urdhva Hastasana** (voir p. 162).

Pour une détente profonde du système nerveux

- Asseyez-vous en **Dandasana** (voir p. 157).
- **Pascimottanasana** (voir p. 187).
- Terminez par **Savasana** (voir p. 142).

19 H 30 : DÎNER

- Asperges en vinaigrette
- *Wok de crevettes aux germes de soja**
- 1 yaourt végétal aux amandes

Faites cuire quelques asperges à l'eau bouillante salée. Égouttez et servez tiède avec de la vinaigrette maison.

En dessert, faites dorer 1 cuillère à café bombée d'amandes effilées dans une poêle antiadhésive. Parsemez-en le yaourt.

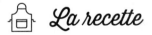

WOK DE CREVETTES AUX GERMES DE SOJA

Faites sauter 1 poignée de crevettes décortiquées surgelées dans 1 cuillère à soupe d'huile d'olive, avec 1 gousse d'ail pelée et pressée et 1 cuillère à café de gingembre frais râpé, jusqu'à ce qu'elles soient décongelées. Ajoutez ½ poivron rouge épépiné et coupé en lanières et 1 poignée de germes de soja. Laissez cuire sur feu vif quelques minutes.

JOUR 2

AU RÉVEIL

Pour des bras toniques

☙ Sur votre tapis, muni d'une brique, installez-vous en **Tadasana** (p. 138). Étirez les bras vers le ciel en tenant la brique entre vos paumes de main.

Pour des jambes gainées

☙ Déposez la brique, sautez pour **Utthita Trikonasana** (voir p. 185). Revenez en **Tadasana**.

☙ **Utthita Parsvakonasana, posture de l'angle étiré**

En partant de **Tadasana,** sautez en écartant largement les pieds et en ouvrant les bras à l'horizontale. Rentrez légèrement le pied gauche et tournez le pied droit à 90°. Le talon du pied est aligné avec le milieu du pied arrière. Ramenez le sacrum vers le coccyx. Pliez la jambe droite jusqu'à, si possible, ce que la cuisse soit parallèle au sol. Le genou de la jambe avant est à 90°, juste au-dessus de la cheville. Par l'étirement du bras droit, allongez le buste et venez poser la main au sol, sur le bout des doigts (ou sur une brique), à droite du pied droit. Mettez la main gauche à la taille dans un premier temps, en essayant de garder le buste bien de face (et non tourné vers le tapis). Vous pouvez garder le bras ici ou l'étirer dans le prolongement de votre flanc, le biceps tout près de votre oreille. Votre regard se dirige au-delà de ce biceps, vers le ciel.

Revenez en étirant le bras arrière, tendez les jambes, ramenez les pieds parallèles puis faites la posture de l'autre côté.

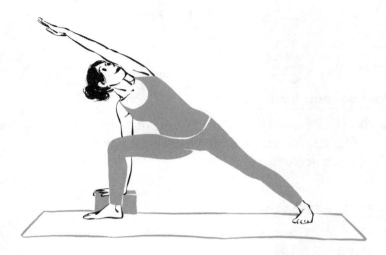

Utthita Parsvakonasana est une posture très complète qui étire l'intérieur des cuisses, ouvre le bassin, tonifie les muscles des jambes, allonge le dos. Elle tonifie également les organes de digestion. C'est une posture difficile à tenir qui demande de l'endurance.

Pour la détente finale

☻ Installez-vous en **Adho Mukha Virasana** (voir p. 176).
☻ Puis **Savasana** pour quelques minutes (voir p. 142).

7 HEURES : PETIT-DÉJEUNER

☕ Thé vert ou café
🍽 2 tranches de pain d'épeautre ou sans gluten avec une fine couche de purée d'amandes
🍽 1 yaourt végétal
🍽 Pamplemousse à la cannelle

Détachez les quartiers du pamplemousse et présentez-les dans un ramequin, saupoudrés de cannelle.

QUAND VOUS VOULEZ DANS LA JOURNÉE

En une ou deux fois, prévoyez 30 à 60 minutes de marche rapide !

ENTRE 12 ET 13 HEURES 3 à 5 minutes

Avant le déjeuner

☺ **Urdhva Baddhanguliyasana** (voir p. 139).
En gardant les pieds et le bassin bien fixes, étirez-vous d'un côté puis de l'autre. Pensez bien à respirer dans cette posture.

Déjeuner

🍽 Salade de concombre aux graines de courge
🍽 Pavé de cabillaud, lentilles corail au thym
🍽 Compote de pommes maison

Coupez 1 tronçon de concombre en petits dés. Mettez-les dans un saladier et mélangez-les avec 1 yaourt végétal, un peu d'ail pelé et pressé et 1 cuillère à café de graines de courge.

Dans une casserole, faites cuire 60 à 80 grammes de lentilles corail 15 minutes dans une casserole d'eau bouillante. Égouttez, ajoutez un peu de thym, de sel et de poivre, et servez avec 1 pavé de cabillaud grillé dans un peu d'huile d'olive et des quartiers de citron.

COLLATION (FACULTATIVE, UNIQUEMENT EN CAS DE FAIM)

☕ 1 thé ou 1 infusion sans sucre
🍽 1 fromage blanc
🍽 1 dizaine d'amandes

SOS FRINGALE

Pendant un régime, il est fatal de craquer sur n'importe quel produit gras ou sucré à cause d'une petite faim. Le bon réflexe : avoir en permanence dans son réfrigérateur un radis noir, des carottes, du chou-fleur cru. Une envie de grignoter ? Croquez des bâtonnets de légumes. En avoir en permanence au réfrigérateur vous permettra de ne pas vous jeter sur des biscuits ou des barres chocolatées, ou toute autre tentation que vous pourriez avoir.

---

19 HEURES

Pour se détendre... tout en faisant travailler les jambes et le dos

 Adho Mukha Svanasana (voir p. 163) pour cinq respirations minimum.

Pour ouvrir le cœur et raffermir les jambes

 Virabhadrasana I (voir p. 164).
 Adho Mukha Svanasana (voir p. 163).

Pour une détente profonde

 Supta Baddha Konasana (voir p. 149).
 Terminez par un court **Savasana** (voir p. 142), sauf si vous êtes très bien en **Supta Baddha Konasana** et dans ce cas, ne changez rien.

19 H 30 : DÎNER

🍴 Poireaux vinaigrette

🍴 *Maquereau au four, brocoli au sésame**

🍴 Yaourt végétal aux framboises

Assaisonnez des blancs de poireaux cuits à la vapeur avec un peu de vinaigrette maison, et parsemez de ciboulette ciselée.

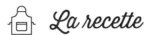 *La recette*

MAQUEREAU AU FOUR, BROCOLI AU SÉSAME

❶ Préchauffez le four à 210 °C (th. 7). Déposez un filet de maquereau sur une feuille de papier sulfurisé avec un filet d'huile d'olive, 1 rondelle de citron et 1 échalote pelée et émincée.

❷ Refermez bien la papillote et faites cuire 15 minutes. Pendant ce temps, faites cuire des fleurettes de brocoli à la vapeur. Servez-les parsemés de sésame, avec la papillote.

JOUR 3

AU RÉVEIL

Pour assouplir la colonne et se réveiller en douceur

☯ Mettez-vous à quatre pattes sur votre tapis en **posture du chat** (voir p. 154).

Pour tonifier bras et jambes

☯ **Adho Mukha Svanasana** (voir p. 163).
☯ **Vasisthasana, la posture du sage Vasistha ou planche sur le côté**
En partant d'**Adho Mukha Svanasana**, rapprochez la main droite de la main gauche. Prenez appui sur la main droite et sur le bord externe du pied droit et basculez sur le côté. Le pied gauche est posé sur le pied droit, la main gauche est dirigée vers le ciel pour former une ligne avec le bras au sol. Les hanches ne doivent pas s'écrouler : le corps doit former une belle ligne des pieds au sommet du crâne. Regardez le pouce de la main levée. Revenez en **Adho Mukha Svanasana** et changez de côté.

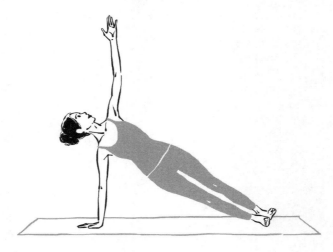

Vasisthasana renforce les bras, les jambes, les fessiers, tonifie la sangle abdominale.

☯ Urdhva Prasarita Padasana, posture couchée des jambes tendues vers le haut

Allongé sur le dos, étirez vos bras en arrière. Pliez vos jambes puis, sur une inspiration, montez-les à 90°, bien tendues. Le bas du dos ne doit pas décoller du tapis. Revenez en pliant vos jambes et en ramenant vos bras.

Les plus courageux, peuvent aller plus loin en descendant leurs jambes à 60°, puis à 30°, sans que le bas du dos perde le contact avec le sol.

Si la posture est trop difficile, vous pouvez la faire avec une sangle, ou alors en pliant l'une des deux jambes et en gardant l'autre tendue.

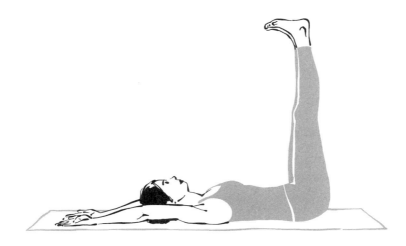

Si vous avez vos règles, faites la posture avec une sangle et gardez les jambes à 90°.
UPP est une posture excellente pour tonifier la sangle abdominale.

Pour détendre le ventre (bien sollicité !)

☯ **Dvi Pada Supta Pavana Muktasana** (voir p. 171).
☯ **Savasana** (voir p. 142).

7 HEURES : PETIT-DÉJEUNER

☕ Thé vert ou café
🍴 Lait d'amande aux flocons d'avoine et aux noix : 1 bol de lait d'amande + 3 à 4 cuillères à soupe de flocons d'avoine + les éclats de 1 noix
🍴 1 kiwi

Ce petit-déjeuner riche en fibres vous permettra de tenir jusqu'au déjeuner sans faim. Vous pouvez le préparer la veille et soir et laisser gonfler les flocons dans le lait toute la nuit : ils seront moelleux à souhait.

QUAND VOUS VOULEZ DANS LA JOURNÉE

🏃 N'oubliez pas vos 30 à 60 minutes de marche rapide !

ENTRE 12 ET 13 HEURES

Avant le déjeuner

☯ **Tadasana** (voir p. 138).
☯ **Urdhva Baddhanguliyasana** (voir p. 139).

Déjeuner

🍴 Salade de tomates
🍴 Omelette au curry, quinoa
🍴 Yaourt végétal avec quelques graines de courge

Taillez 1 ou 2 tomates en quartiers. Assaisonnez avec 1 cuillère à café d'huile d'olive et quelques pincées de gomasio.

Pour le plat, battez 2 œufs en omelette avec un peu de curry en poudre. Versez dans une poêle antiadhésive chaude légèrement huilée et faites cuire en omelette. Servez aussitôt avec du quinoa (15 minutes de cuisson à l'eau).

COLLATION (FACULTATIVE, UNIQUEMENT EN CAS DE FAIM)

- 1 thé ou 1 infusion sans sucre
- 1 fromage blanc
- 1 dizaine d'amandes

FUYEZ LE FAUX

Sauces allégées en matières grasses, « faux sucres », biscuits « diététiques »… Fuyez ces produits, chers et souvent pleins d'additifs. Préférez toujours les produits les plus simples, les plus naturels. De toute façon, les allégés ne résolvent pas le problème. Par exemple : vous avez très envie d'un biscuit. Vous achetez un paquet de biscuits de régime pour vous donner bonne conscience. Vous en croquez un, mais ce n'est pas le biscuit dont vous rêviez. Vous croquez donc un deuxième biscuit. Puis un troisième. Après tout, ils sont allégés. Au final, vous aurez mangé la moitié du paquet, toujours envie de votre biscuit, et aurez avalé infiniment plus de calories.

---

19 HEURES

Pour se détendre et s'étirer

☯ **Adho Mukha Svanasana** (voir p. 163).

Pour une détente profonde

☯ **Adho Mukha Sukhasana** (voir p. 156).
☯ **Supta Baddha Konasana** (voir p. 149).
☯ Terminez par **Savasana** pour quelques minutes (voir p. 142).

19 H 30 : DÎNER

🍴 Carottes râpées au curcuma et à la coriandre
🍴 Pétoncles à la sauce tomate, patate douce vapeur
🍴 Yaourt végétal, compotée de fruits rouges

Pelez et râpez 1 ou 2 carottes. Assaisonnez avec un peu de vinaigrette maison, 1 pincée de curcuma et parsemez de coriandre.

Faites revenir 150 grammes de noix de pétoncles dans un peu d'huile de coco, dans une poêle, puis ajoutez 2 tomates coupées en dés et 1 cuillère à soupe de lait de coco. Laissez mijoter 10 minutes puis servez avec des cubes de patate douce cuits à la vapeur. Parsemez de coriandre ciselée.

En dessert, faites compoter 1 poignée de fruits rouges et servez-les tiède, sur le yaourt.

PROGRAMME YOGA FOOD CONFORT DIGESTIF

Peut-être avez-vous tendance à gonfler systématiquement après les repas, avoir mal au ventre, sentir que « vous ne digérez pas bien », et sans vraiment savoir pourquoi puisque votre alimentation est saine : des légumes, des fruits, des céréales complètes ou des légumineuses… De nombreuses raisons peuvent expliquer cet inconfort : le stress en première ligne, mais aussi des repas pris trop rapidement, un déséquilibre de la flore intestinale ou encore des intolérances à certains aliments. La bonne combinaison pour vous : des menus conçus autour d'aliments les plus doux possibles pour le système digestif, et des postures de yoga adaptées.

Dans l'assiette

Côté aliments, ces trois jours de menus limitent volontairement le gluten, mais aussi les Fodmaps. Ces petits sucres peu digestes (mais pas « mauvais » pour l'organisme, entendons-nous bien) sont naturellement présents dans de nombreux aliments courants. L'acronyme Fodmaps signifie *Fermentescible by colonic bacteria Oligosaccharides, Disaccharides, Monosaccharides And Polyols.* Traduit en français, cela donne « oligosaccharides, disaccharides, monosaccharides et polyols fermentescibles par la flore intestinale ». On les trouve dans certains légumes (dont l'ail et l'oignon), céréales, légumineuses, fruits, champignons, produits laitiers ainsi que dans les confiseries « sans sucres » et dans certains produits dits « allégés en sucres ». La plupart d'entre nous tolèrent bien les aliments riches en Fodmaps, sauf ceux qui en renferment vraiment beaucoup, comme les haricots secs par exemple. Tandis que chez les intolérants, même une faible quantité de ces Fodmaps peut poser problème. Les aliments les plus riches en Fodmaps sont donc volontairement exclus de ces menus. À noter : nous sommes rarement intolérants à tous les Fodmaps. Si vous suspectez une intolérance à l'un d'eux (la pomme, les champignons, les abricots...), l'idéal est de suivre un protocole d'éviction complet, puis à réintroduire progressivement l'aliment, pour déterminer s'il est bien responsable des troubles, et, dans un second temps, établir votre seuil de tolérance personnelle. Nos menus excluent également les crudités, qui peuvent irriter les systèmes digestifs les plus sensibles.

Côté yoga

Pour réveiller le feu digestif et stimuler les organes qui facilitent la digestion, rien de mieux que les postures en torsion qui massent tous les organes de la sangle abdominale : estomac, foie, intestins... Assises, debout ou sur la tête, toutes ces postures sont excellentes pour activer la digestion, chasser les gaz et accélérer le transit. Bonus : elles sont aussi hautement détoxifiantes ! Ne négligez pas non plus les postures debout qui étirent le corps et créent de l'espace pour les organes internes, plus libres de bien faire leur travail !

Votre liste de courses

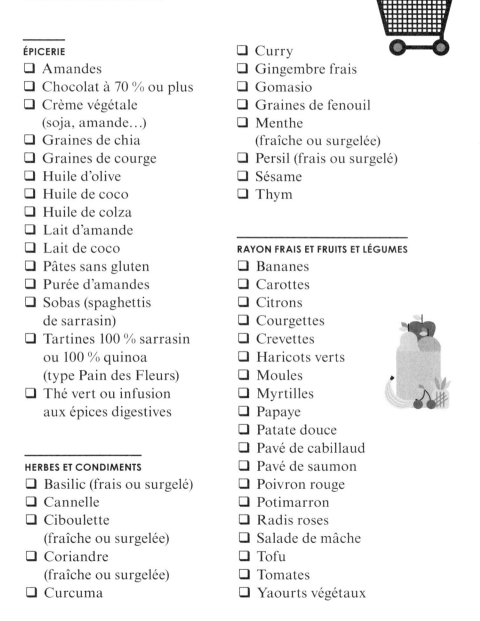

ÉPICERIE
- ☐ Amandes
- ☐ Chocolat à 70 % ou plus
- ☐ Crème végétale (soja, amande…)
- ☐ Graines de chia
- ☐ Graines de courge
- ☐ Huile d'olive
- ☐ Huile de coco
- ☐ Huile de colza
- ☐ Lait d'amande
- ☐ Lait de coco
- ☐ Pâtes sans gluten
- ☐ Purée d'amandes
- ☐ Sobas (spaghettis de sarrasin)
- ☐ Tartines 100 % sarrasin ou 100 % quinoa (type Pain des Fleurs)
- ☐ Thé vert ou infusion aux épices digestives

HERBES ET CONDIMENTS
- ☐ Basilic (frais ou surgelé)
- ☐ Cannelle
- ☐ Ciboulette (fraîche ou surgelée)
- ☐ Coriandre (fraîche ou surgelée)
- ☐ Curcuma
- ☐ Curry
- ☐ Gingembre frais
- ☐ Gomasio
- ☐ Graines de fenouil
- ☐ Menthe (fraîche ou surgelée)
- ☐ Persil (frais ou surgelé)
- ☐ Sésame
- ☐ Thym

RAYON FRAIS ET FRUITS ET LÉGUMES
- ☐ Bananes
- ☐ Carottes
- ☐ Citrons
- ☐ Courgettes
- ☐ Crevettes
- ☐ Haricots verts
- ☐ Moules
- ☐ Myrtilles
- ☐ Papaye
- ☐ Patate douce
- ☐ Pavé de cabillaud
- ☐ Pavé de saumon
- ☐ Poivron rouge
- ☐ Potimarron
- ☐ Radis roses
- ☐ Salade de mâche
- ☐ Tofu
- ☐ Tomates
- ☐ Yaourts végétaux

JOUR 1

AU RÉVEIL

10 à 12 minutes

Pour réveiller l'appareil digestif

❂ **Urdhva Baddanguliyasana** (voir p. 139).

Pour étirer le ventre, et le dos

❂ **Tadasana** (voir p. 138).
❂ **Demi-Uttanasana** (voir p. 177).
❂ **Adho Mukha Svanasana** (voir p. 163).

Pour réveiller l'appareil digestif

❂ Asseyez-vous en **Dandasana** (voir p. 157).
❂ Repliez la jambe droite pour **Maricyasana I** (voir p. 141).
❂ **Maricyasana III, posture du sage Marichi**
Asseyez-vous sur un support (une couverture pliée). En partant de **Dandasana** pliez le genou droit, le talon le plus près possible des fesses. La jambe gauche est étirée, les orteils pointent vers le ciel. Les doigts de la main droite sont en coupe et placés derrière la fesse droite. Étirez le bras gauche, puis venez le placer à l'extérieur du genou droit, puis faites pression pour accentuer la torsion. Le genou doit résister. Sur l'inspiration étirez-vous, sur l'expiration tournez davantage. Détendez le visage et le cou. Pour sortir de la posture, relâchez les mains et la jambe, tournez le buste et le visage face aux jambes. Revenez en **Dandasana** et changez de jambe.

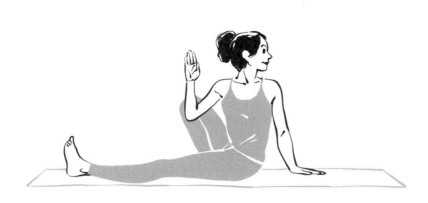

Comme toutes les torsions, cette posture offre une excellente détox en stimulant tous les organes digestifs.

*Si vous avez vos règles, ne faites pas cette torsion, préférez **Maricyasana I**.*

- **Adho Mukha Virasana** (voir p. 176).
- Terminez par **Savasana** (voir p. 142).

7 HEURES : PETIT-DÉJEUNER

- Thé vert ou infusion aux épices digestives
- Tartines 100 % sarrasin ou 100 % quinoa (type Pain des Fleurs) et fine couche de purée d'amandes
- 1 banane bien mûre à la cannelle

En magasins bio ou sur des sites Internet spécialisés en ayurvéda, vous trouverez des infusions digestives à base d'épices sous différentes marques. Repérez celles contenant du fenouil, de la réglisse, du gingembre, de la cannelle…

Sans gluten, les tartines de sarrasin ou de quinoa sont très digestes.

Choisissez bien une banane bien mûre, et non une banane trop verte : elle sera bien plus digeste. Vous pouvez la couper en rondelles ou l'écraser à la fourchette pour en faire une sorte de compote, et la saupoudrer de cannelle, aux vertus digestives.

ENTRE 12 ET 13 HEURES

3 à 5 minutes

Avant le déjeuner : pour mettre en route le système digestif

❧ Au bureau ou chez vous, assis sur une chaise, **Bharadvajasana** (voir p. 140).

Déjeuner

🍴 Salade de haricots verts au gomasio
🍴 Tofu mariné au curry et purée de patate douce
🍴 Yaourt végétal aux amandes

Assaisonnez des haricots verts cuits avec un trait d'huile de colza, du jus de citron et quelques pincées de gomasio.

Taillez 100 grammes de tofu en dés, mélangez-les dans un petit bol avec 1 cuillère à soupe d'huile de coco fondue, quelques pincées de curry et laissez reposer le temps de préparer la purée. Peler 1 petite patate douce et coupez-la en cubes. Faites-les cuire 15 minutes environ à l'eau, égouttez et écrasez en purée. Chauffez une poêle et faites-y dorer les cubes de tofu. Servez avec la purée, parsemée de coriandre ciselée.

En dessert, pas de sucre ni de miel dans le yaourt végétal (sources de Fodmaps), mais ajoutez quelques amandes concassées.

BIEN MÂCHER, C'EST ESSENTIEL

Dans notre bouche, la salive « enrobe » les aliments et des enzymes commencent à les digérer. Plus l'aliment arrive « entier » dans l'estomac, plus vous risquez inconfort et ballonnements. Évitez bien sûr de manger au lance-pierre, ou en marchant, ou en faisant autre chose… Même si votre pause-déjeuner est très courte, asseyez-vous tranquillement et mâchez à votre rythme. Plus le temps pour le dessert ? Tant pis, prenez votre yaourt végétal ou votre banane un peu plus tard dans l'après-midi lors d'une pause.

---

30 MINUTES ENVIRON APRÈS LE REPAS

☕ Une infusion de menthe, de verveine ou de mélisse

COLLATION (FACULTATIVE, UNIQUEMENT EN CAS DE FAIM)

☕ 1 thé ou 1 infusion sans sucre
🍽 1 yaourt végétal
🍽 1 dizaine d'amandes

19 HEURES 10 minutes

Pour stimuler l'appareil digestif

- 🌀 Allongez-vous sur le dos pour **Supta Padangusthasana I, II** et **III** (voir p. 167 à 169).
- 🌀 Toujours allongé sur le dos, **Eka Pada Supta Pavana Muktasana** (voir p. 170) puis **Dvi Pada Supta Pavana Muktasana** (voir p. 171).
- 🌀 Terminez par **Jathara Parivartanasana** (voir p. 148).
- 🌀 **Savasana** (voir p. 142).

19 H 30 : DÎNER

🍴 Velouté de potimarron
🍴 *Millet aux crevettes**
🍴 Compotée de myrtilles

En entrée, taillez ½ potimarron en cubes, après avoir bien brossé la peau sous l'eau (pas besoin de l'éliminer). Faites-les cuire dans une casserole d'eau bouillante salée jusqu'à ce qu'ils soient tendres, puis mixez-les finement avec un peu d'eau de cuisson pour obtenir la consistance souhaitée. Servez-vous une portion, et parsemez d'herbes ciselées et de graines de courge. Congelez le reste pour plus tard.

En dessert, faites compoter 1 ramequin de myrtilles (les baies sont globalement pauvres en Fodmaps) et dégustez tiède, avec une pincée de cannelle.

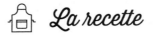

La recette

MILLET AUX CREVETTES

❶ Chauffez 2 cuillères à soupe d'huile d'olive dans une poêle avec 1 cuillère à café de gingembre frais râpé.

❷ Ajoutez 1 verre de millet, laissez dorer 3 minutes en remuant. Versez 2 fois le volume d'eau du millet et faites cuire 35 minutes. Ajoutez 100 grammes de crevettes décortiquées surgelées, un peu de crème végétale et de la ciboulette ciselée. Servez chaud.

POUR DEMAIN

🕑 Préparez votre petit-déjeuner : un porridge aux graines de chia. Mélangez 20 grammes de graines de chia dans 25 cl de lait d'amande et laissez reposer la nuit au frais. Le lendemain, vous n'aurez plus qu'à mélanger de nouveau la préparation pour l'homogénéiser et à déguster.

JOUR 2

AU RÉVEIL

☙ **Urdhva Baddanguliyasana** (voir p. 139).

Pour réveiller le ventre

☙ **Tadasana** (voir p. 138).
☙ **Utthita Trikonasana** (voir p. 185).
☙ **Adho Mukha Svanasana** (voir p. 163).
☙ **Adho Mukha Virasana** (voir p. 176).

Pour masser le foie, le pancréas, les reins et activer la circulation du sang dans le ventre

☙ **Salabhasana, la posture de la sauterelle**

Posez le front au sol. Les bras sont tendus le long du corps, tournez bien les cuisses vers l'intérieur (vos talons partiront alors vers l'extérieur). Gardez les bras le long du corps. Expirez puis soulevez le buste, montez le sternum, et levez les jambes, le pubis fermement ancré dans le sol.

Pour sortir de la posture reposez le front et les jambes au sol, puis recommencez en n'oubliant pas de respirer dans cette posture exigeante qui demande une grande force dans les muscles du dos.

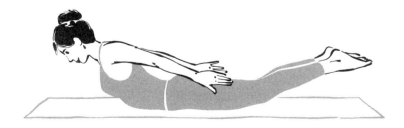

Cette posture tonifie tous les organes de digestion, elle assouplit la colonne et fortifie tous les muscles du dos.

☯ **Savasana** (voir p. 142).

7 HEURES : PETIT-DÉJEUNER
☕ Thé vert ou infusion aux épices digestives
🍴 Porridge aux graines de chia

Le porridge vous attend au réfrigérateur. Vous n'avez plus qu'à l'homogénéiser avant de le déguster. Si vous avez envie, parsemez-le de quelques amandes effilées légèrement dorées dans une poêle.

ENTRE 12 ET 13 HEURES

3 à 5 minutes

Avant le déjeuner : pour mettre en route le système digestif

☯ **Bharadvajasana** (voir p. 140).

Déjeuner
🍴 Carottes au cumin
🍴 Pavé de saumon, courgettes poêlées au curcuma
🍴 Quelques amandes

Pelez et taillez en rondelles 2 carottes. Chauffez 1 cuillère à soupe d'huile d'olive dans une poêle, faites-y dorer les carottes puis ajoutez 1 verre d'eau, quelques pincées de cumin, le jus de 1 citron, un peu de sel et de poivre. Laissez cuire sur feu vif, jusqu'à ce que le liquide soit évaporé. Servez frais.

En plat, faites dorer des courgettes taillées en dés dans un peu d'huile de coco, jusqu'à ce qu'elles soient tendres. Saupoudrez de curcuma, salez et poivrez légèrement. Servez avec un pavé de saumon cuit vapeur.

À noter : *le curcuma exerce des effets protecteurs sur le système digestif. Pensez à en ajouter quelques pincées dans vos plats régulièrement !*

30 MINUTES ENVIRON APRÈS LE REPAS
🍵 Une infusion de menthe, de verveine ou de mélisse

**UN VENTRE DOULOUREUX
DANS LA JOURNÉE OU APRÈS LE REPAS ?**

Massez-vous (ou, mieux, allongez-vous et faites-vous masser le ventre). Vous décontracterez la zone forcément contractée, aiderez mécaniquement le bol alimentaire à progresser sur son chemin, et lutterez contre la constipation, facteur premier de ballonnements. Cet instant de détente permettra aussi de faire retomber le stress éventuel, sachant que ce dernier fait aussi gonfler.

COLLATION (FACULTATIVE, UNIQUEMENT EN CAS DE FAIM)
🍵 1 thé ou 1 infusion sans sucre
🍴 1 yaourt végétal
🍴 1 dizaine d'amandes

19 HEURES : AVANT LE DÎNER

Pour stimuler les organes digestifs

☯ Commencez par vous allonger sur le dos pour **Supta Padangusthasana I, II** et **III** (voir p. 167 à 169).

☯ **Eka Pada Supta Pavana Muktasana** (voir p. 170).

☯ **Dvi Pada Supta Pavana Muktasana** (voir p. 171).

☯ **Jathara Parivartanasana** (voir p. 148).

☯ **Savasana** (voir p. 142).

19 H 30 : DÎNER

🍴 Potage de courgettes au lait de coco

🍴 Tofu au curcuma, pâtes sans gluten

🍴 Quelques cubes de papaye

Faites cuire des courgettes coupées en rondelles à l'eau bouillante salée, 15 minutes environ, jusqu'à ce qu'elles soient très tendres. Mixez-les avec un peu d'eau de cuisson de façon à obtenir une consistance lisse et homogène, ajoutez un trait de lait de coco et servez parsemé de coriandre.

Coupez 1 pavé de tofu en dés, faites-les dorer dans un peu d'huile de coco, avec du curcuma. Faites cuire des pâtes sans gluten à l'eau bouillante salée, en suivant les indications du paquet (surveillez-les bien, elles ont tendance à se déliter). Servez avec les cubes de tofu et parsemez de graines de courge.

JOUR 3

AU RÉVEIL

Commencez la journée comme les deux jours précédents, par **Nauli**.

Pour réveiller le ventre

- **Parsva Vajrasana** (voir p. 162).
- **Adho Mukha Svanasana** (voir p. 163).
- **Utthita Trikonasana** (voir p. 185).
- **Virabhadrasana II, la posture du guerrier n° 2**

En partant de **Tadasana** (voir p. 138), sautez en ouvrant les bras horizontalement et en écartant les pieds. Vérifiez que vos pieds sont bien sur une même ligne. Rentrez le pied gauche, puis tournez le pied droit à 90°. Vérifiez que le talon du pied avant arrive au milieu de l'arche du pied arrière. Montez le pubis, descendez le sacrum vers le coccyx. En gardant le pied arrière bien ancré dans le sol, pliez la jambe avant, de telle sorte que la cuisse soit parallèle au sol et le tibia perpendiculaire. Gardez le buste bien vertical, montez le sternum, étirez puissamment les bras jusqu'au bout des doigts, descendez vos trapèzes, et portez votre regard, calme, au-delà des doigts de la main droite.

Pour revenir, tendez la jambe avant et ramenez les pieds parallèles, puis faites la posture de l'autre côté.

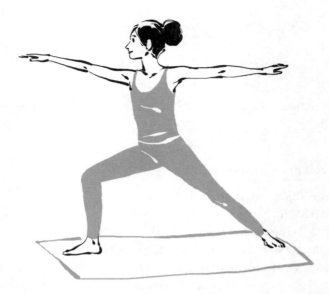

Cette posture ouvre la poitrine, assouplit le bassin, tonifie les bras, les jambes et le dos, et stimule les organes de la digestion.

- 🌀 **Utthita Parsvakonasana** (voir p. 201).
- 🌀 **Adho Mukha Virasana** (voir p. 176).
- 🌀 **Jathara Parivartanasana** (voir p. 148).
- 🌀 Puis allongez-vous pour **Savasana** (voir p. 142).

7 HEURES : PETIT-DÉJEUNER

- ☕ Thé vert ou infusion aux épices digestives
- 🍽 1 yaourt végétal
- 🍽 Tartines au sarrasin (type Pain des fleurs) avec une fine couche de purée d'amandes
- 🍽 Quelques cubes de papaye

L'idée gourmande du matin : taillez de la papaye (pauvre en Fodmaps) en petits dés, servez-les sur le yaourt, saupoudrez de cannelle et dégustez !

ENTRE 12 ET 13 HEURES   3 à 5 minutes

Avant le déjeuner

☯ **Bharadvajasana** (voir p. 140) ou **Parsva Vajrasana** (voir p. 162).

Déjeuner

🍽 Salade de mâche
🍽 *Pavé de cabillaud en papillote au poivron rouge, quinoa**
🍽 Banane au chocolat

Assaisonnez 1 poignée de mâche avec un peu d'huile de colza et de jus de citron. La mâche apporte un peu d'oméga 3, l'huile de colza beaucoup : à eux deux, ces ingrédients apportent une foule de composés anti-inflammatoires, bénéfiques au système digestif inflammé.

En dessert, vous trouvez le dessert (trop) gourmand ? Rassurez-vous, il n'y a pas d'erreur : banane et chocolat, en quantité raisonnable bien sûr, forment un duo digeste. Pelez 1 banane et coupez-la en rondelles. Mettez-les dans un petit plat à four et râpez 1 carré de chocolat noir par-dessus (à l'aide d'un couteau économe ou d'une petite râpe). Parsemez de cannelle et glissez au four 5 minutes à 210 °C (th. 7).

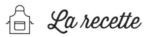

🍳 *La recette*

PAVÉ DE CABILLAUD EN PAPILLOTE
AU POIVRON ROUGE, QUINOA

❶ Préchauffez le four à 210 °C (th. 7). Épépinez, pelez et émincez 1 poivron rouge (contrairement au vert, il est pauvre en Fodmaps).
❷ Posez 1 pavé de cabillaud sur une feuille de papier sulfurisé, ajoutez le poivron émincé, 1 cuillère à café d'huile d'olive, du jus de citron, du

basilic ciselé, du sel et du poivre. Fermez la papillote et enfournez pour 15 à 20 minutes.

❸ Faites cuire du quinoa dans 1,5 fois son volume d'eau salée pendant 10 minutes puis laissez gonfler 5 minutes hors du feu. Servez avec la papillote.

COLLATION (FACULTATIVE, UNIQUEMENT EN CAS DE FAIM)
- 🍵 1 thé ou 1 infusion sans sucre
- 🍴 1 yaourt végétal
- 🍴 1 dizaine d'amandes

19 HEURES : AVANT LE DÎNER

Pour une vraie détente abdominale
- ☯ **Adho Mukha Virasana** (voir p. 176).
- ☯ **Jathara Parivartanasana** (voir p. 148).
- ☯ **Supta Baddha Konasana** (voir p. 149).
- ☯ **Savasana** (voir p. 142).

19 H 30 : DÎNER
- 🍴 Quelques radis à la croque
- 🍴 *Sobas aux tomates fraîches et aux moules**
- 🍴 Quelques amandes

Pâtes traditionnelles du Japon, les sobas sont composées à 100 % de sarrasin. On les trouve dans les épiceries japonaises, au rayon exotique de certaines grandes surfaces et en magasins bio. Attention, certaines sont faites de sarrasin mais aussi de blé. Regardez bien les étiquettes.

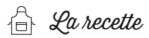

SOBAS AUX TOMATES FRAÎCHES ET AUX MOULES

❶ Faites cuire des sobas à l'eau bouillante, selon les indications de temps données sur l'emballage.

❷ Égouttez. Faites décongeler 100 grammes de moules décortiquées surgelées dans une petite casserole, égouttez. Coupez 1 petite tomate en petits dés. Ajoutez les moules et la tomate dans la casserole des sobas égouttées, poivrez légèrement et parsemez de ciboulette au moment de servir.

DES ENZYMES POUR MIEUX DIGÉRER

Vous avez systématiquement du mal à digérer, même après un repas très léger et digeste ? La bonne idée, c'est d'acheter des enzymes en pharmacie, sous forme de pastilles à sucer ou de gélules à avaler juste après les repas. Elles viendront pallier vos manques et vous permettront de mieux digérer. Demandez conseil à votre pharmacien.

PROGRAMME YOGA FOOD VITALITÉ

Du mal à vous extraire de votre lit le matin ? L'impression que chaque effort vous coûte ? Pas le courage de prendre votre vélo ou d'aller à pied à un rendez-vous ? Vous avez besoin de retrouver votre énergie vitale. Au programme pour vous : des postures et des bons réflexes antistress, une alimentation énergétique sans être lourde, riche en vitamines et en minéraux indispensables à la forme, et une activité physique, douce mais nécessaire… (puisque, vous le savez, moins on bouge, moins on a envie de bouger.)

Dans l'assiette

Côté assiette, les menus de ce programme mettent à l'honneur les aliments riches en vitamine C (poivron rouge, choux, fruits rouges, agrumes, persil et herbes fraîches…) et également à index glycémique bas (légumes secs, légumes verts, fruits, céréales complètes…) pour éviter les hypoglycémies et les fringales, coups de mou et humeurs irritables associés. En cas de fatigue de fond, il est aussi souvent fréquent de grignoter dans la journée : grâce à leurs sucres et à leurs graisses (on grignote rarement des haricots verts nature quand on cherche un coup de boost), ces aliments donnent l'impression de recharger les batteries, mais, en réalité, cette énergie est très éphémère. Idem pour le café, les sodas à la caféine et autres « energy drinks » : leur caféine augmente la vigilance sur le moment, mais en excès, finit par énerver, troubler le sommeil et aboutir à l'effet inverse à celui recherché.

Côté yoga

Quant au yoga, il nous enseigne, par l'observation de soi, à déceler ce qui ne va pas et nous offre une multitude d'outils pour y remédier. Pour retrouver sa joie de vivre, son entrain, son enthousiasme, les postures debout, très vivifiantes, sont excellentes. Les étirements arrière qui ouvrent la poitrine et les épaules sont tout aussi efficaces. Ces postures ont pour effet de raviver l'appétit de vivre et la confiance qui peuvent parfois nous manquer. À pratiquer sans modération !

Votre liste de courses

ÉPICERIE

- ☐ Baies de goji
- ☐ Crème végétale (soja, amande…)
- ☐ Farine (de pois chiches ou de quinoa)
- ☐ Flocons d'avoine
- ☐ Graines de chanvre
- ☐ Graines de courge
- ☐ Graines de lin
- ☐ Huile de colza
- ☐ Lait végétal
- ☐ Lentilles roses
- ☐ Miel
- ☐ Noix de cajou
- ☐ Œufs
- ☐ Pain sans gluten
- ☐ Pois chiches (en bocal)
- ☐ Purée d'amandes
- ☐ Purée de sésame
- ☐ Raisins secs (ou cranberries)
- ☐ Riz complet
- ☐ Sarrasin
- ☐ Thé au gingembre

HERBES ET CONDIMENTS

- ☐ Basilic (frais ou surgelé)
- ☐ Cannelle
- ☐ Ciboulette (fraîche ou surgelée)
- ☐ Coriandre (fraîche ou surgelée)
- ☐ Curcuma
- ☐ Curry
- ☐ Gingembre frais
- ☐ Gomasio
- ☐ Graines de fenouil
- ☐ Menthe (fraîche ou surgelée)
- ☐ Persil (frais ou surgelé)
- ☐ Romarin
- ☐ Sésame
- ☐ Thym

RAYON FRAIS ET FRUITS ET LÉGUMES

- ☐ Ail
- ☐ Ananas
- ☐ Avocat
- ☐ Betterave cuite
- ☐ Brocoli
- ☐ Carottes
- ☐ Champignons
- ☐ Citrons
- ☐ Concombre

- ☐ Crevettes
- ☐ Dos de cabillaud
- ☐ Échalotes
- ☐ Fruits rouges
  (frais ou surgelés)
- ☐ Germes de soja
- ☐ Kiwis
- ☐ Oignon blanc

- ☐ Oranges
- ☐ Poire
- ☐ Poivron rouge
- ☐ Pommes
- ☐ Pousses d'épinards
- ☐ Salade de mâche
- ☐ Tempeh (magasins bio)
- ☐ Yaourts végétaux

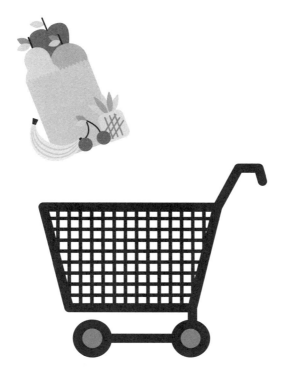

JOUR 1

AU RÉVEIL

10 à 12 minutes

☯ Siddhasana, la posture parfaite

Asseyez-vous au sol, les jambes tendues en **Dandasana** (voir p. 157). Pliez la jambe droite pour placer le talon droit près du périnée, puis pliez le genou gauche et placez le pied gauche par-dessus la cheville droite. Votre talon gauche touche votre pubis. Redressez votre colonne, étirez le sommet du crâne vers le ciel, puis tendez vos bras et venez placer le dos des mains sur les genoux. Joignez le pouce et l'index de chaque main et gardez les trois autres doigts étirés (il s'agit de gyan mudra également appelé chin mudra). Changez ensuite de côté puis étirez de nouveau vos jambes face à vous.

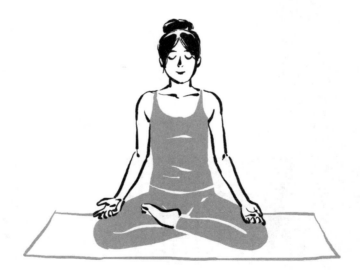

Cette posture est excellente pour ouvrir le bassin, assouplir les genoux et les chevilles et tonifier le dos.

Pour booster sa confiance

- ❧ **Tadasana** (voir p. 138).
- ❧ **Utthita Trikonasana** (voir p. 185).
- ❧ **Ardha Chandrasana, posture de la demi-lune**

En partant d'**Utthita Trikonasana** (voir p. 185, contre un mur si vous êtes débutant), pliez la jambe droite, posez le bout des doigts au sol, environ 30 cm devant votre pied droit. Rapprochez le pied gauche, puis ramenez le poids du corps sur la jambe avant. Levez la jambe gauche, ferme, tendue jusqu'à ce qu'elle soit parallèle au sol, puis tendez la jambe droite. Étirez le bras gauche vers le ciel, dans l'alignement du bras au sol et tournez le buste au maximum, comme pour tourner le nombril vers le ciel. Allongez la nuque et tournez votre regard vers la main levée.

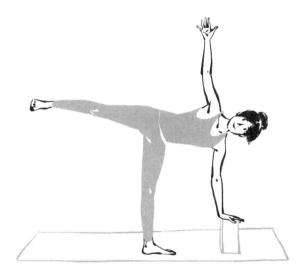

Ardha Chandrasana est une posture d'équilibre assez difficile, que vous pouvez réaliser contre un support (un mur, un frigo…) en plaçant une brique sous les doigts de la main au sol. C'est une posture très dynamisante qui étire les jambes, la poitrine… C'est aussi une posture d'équilibre, déstressante.

☺ **Adho Mukha Svanasana** (voir p. 163).
☺ **Bhujangasana** (voir p. 163).
☺ **Adho Mukha Virasana** (voir p. 176).
☺ **Savasana** (voir p. 142).

7 H 30 : PETIT-DÉJEUNER

☕ Thé au gingembre
🍴 1 yaourt végétal
🍴 Pain sans gluten + fine couche de purée d'amandes
🍴 1 kiwi

Pleine de protéines végétales, de fibres, de vitamines et de minéraux, la purée d'amandes est un concentré de nutriments partenaires de la forme. Quant au kiwi, c'est l'un des fruits les plus riches en vitamine C, indispensable pour lutter contre la fatigue.

ENTRE 12 ET 13 HEURES

3 à 5 minutes

Avant le déjeuner : pour réveiller le dos et le ventre

☺ Assis sur votre chaise ou debout, **Urdhva Baddhanguliyasana** (voir p. 139).

Déjeuner

🍴 Assiette veggie aux lentilles
🍴 Salade d'orange

Assaisonnez 1 poignée de mâche avec 1 cuillère à soupe d'huile de colza, du jus de citron, un peu de poivre et de la ciboulette. Faites cuire 60 à 80 grammes de lentilles roses à l'eau bouillante, égouttez. Préparez de même du riz complet. Disposez le tout dans un grand bol ou une assiette creuse, ajoutez du poivron rouge coupé en dés, parsemez de coriandre, de graines de courge et de noix de cajou légèrement torréfiées dans une poêle antiadhésive.

En dessert, pelez 1 orange, taillez-la en tranches et saupoudrez-les de cannelle avant de les déguster.

COLLATION (FACULTATIVE, UNIQUEMENT EN CAS DE FAIM)

1 infusion citron, miel, gingembre

Une dizaine d'amandes

Préparez-vous une infusion super-tonique : épluchez un petit morceau de racine de gingembre (2 cm) et passez-le au presse-ail pour en retirer le jus. Mettez-le dans un mug (avec le reste de pulpe écrasée), ajoutez le jus de 1 citron, 1 cuillère à café de miel, quelques pincées de cannelle ou de curcuma selon vos goûts, puis ajoutez de l'eau frémissante. Laissez infuser 5 minutes et dégustez !

POUR CE SOIR

⊙ Préparez le gaspacho de betterave (il a besoin de fraîchir 2 heures au réfrigérateur).

19 HEURES

Pas de vitalité, mais de la détente pour mieux vous endormir

- ☙ **Adho Mukha Svanasana** (voir p. 163).
- ☙ **Baddha Konasana** (voir p. 142).
- ☙ **Supta Baddha Konasana** (voir p. 149). Si la posture est confortable, restez-y plus longtemps, sinon, terminez par **Savasana** (voir p. 142).

19 H 30 : DÎNER

🍴 *Gaspacho de betterave au gingembre**
🍴 Crevettes aux germes de soja sautés
🍴 1 yaourt végétal aux graines de courge

Servez le gaspacho généreusement parsemé de persil ciselé.

Faites dorer 150 grammes de crevettes décortiquées dans 1 cuillère à soupe d'huile d'olive. Ajoutez 1 bonne poignée de germes de soja, 1 poivron rouge en lanières et un peu de poivre. Laissez revenir 10 minutes environ en remuant régulièrement.

En dessert, ajoutez quelques graines de courge dans votre yaourt.

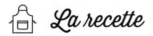 *La recette*

GASPACHO DE BETTERAVE AU GINGEMBRE

❶ Mixez ½ concombre pelé, épépiné et coupé en petits dés avec 500 grammes de betteraves cuites et pelées, 1 cuillère à soupe d'huile de colza, 2 cuillères à soupe de jus de citron et 2 cuillères à café de gingembre frais râpé.
❷ Versez dans un saladier, couvrez et placez 2 heures au réfrigérateur. Prélevez la moitié et conservez le reste pour demain soir.

JOUR 2

AU RÉVEIL

10 à 12 minutes

❧ Comme hier, venez vous asseoir en **Vajrasana** (voir p. 153) ou en **Sukhasana** (voir p. 155) pour quelques respirations conscientes (voir p. 145).

Pour réveiller les jambes, le ventre et le dos

❧ **Tadasana** (voir p. 138).

❧ **Uttanasana**.

Écartez les pieds de la largeur du bassin. Ne laissez pas les orteils partir vers l'extérieur, mais gardez les, ainsi que les rotules, dirigés vers l'avant. Tendez les jambes et montez les rotules en saisissant les quadriceps (les muscles avant de vos cuisses). En inspirant, étirez les bras vers le ciel, allongez tout le haut du corps puis penchez-vous vers l'avant en essayant de garder le dos droit le plus longtemps possible. Venez poser, si vous le pouvez, le bout des doigts au sol, sinon, placez les mains sur les tibias. Étirez l'avant du corps, buste, sternum. Montez l'arrière des jambes et des fessiers vers le haut. Puis ramenez les mains en arrière ou saisissez les coudes et relâchez la tête. Laissez la gravité ramener la tête et les coudes en direction du sol.

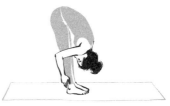

❧ **Adho Mukha Svanasana** (voir p. 163).

Pour ouvrir le cœur

❧ **Salabhasana** (voir p. 219).

❧ **Ustrasana, le chameau**

Muni de deux briques, installez-vous à genoux sur votre tapis, en les écartant légèrement, les cuisses sont perpendiculaires au sol.

Essayez de garder toute la peau de votre tibia bien en contact avec le tapis. Mains posées sur les hanches, avec les pouces, faites glisser la peau des fesses vers le bas. Cela fera descendre les muscles et rentrer le coccyx (et évitera de vous pincer le bas du dos). Pour entrer dans la posture du chameau, Ustrasana, avancez le pubis, montez le sternum, descendez les épaules et relâchez la tête vers l'arrière. Continuez ainsi jusqu'à poser les mains sur les briques ou, si vous êtes très à l'aise, sur vos talons.

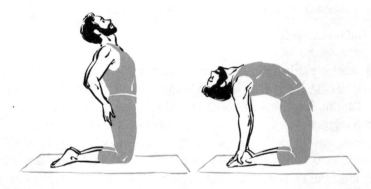

Ustrasana assouplit la colonne vertébrale, stimule les organes de digestion, et tonifie les cuisses.

☯ **Balasana** (voir p. 147).
☯ **Savasana** (voir p. 142).

7 HEURES : PETIT-DÉJEUNER
☕ Thé au gingembre
🍴 1 bol de lait végétal + *muesli maison**
🍴 1 kiwi

Faire son muesli maison, c'est un plaisir ! Vous pouvez varier les ingrédients selon vos envies ou le contenu de vos placards, varier les flocons et remplacer les flocons d'avoine par des flocons de riz, de quinoa…

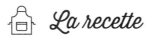 *La recette*

MUESLI MAISON (POUR 1 BOCAL)

❶ Faites dorer 50 grammes d'amandes entières ou effilées et 100 grammes de graines de courge dans une poêle antiadhésive, sans les laisser noircir. Laissez tiédir puis mélangez avec 500 grammes de flocons d'avoine, 50 grammes de graines de lin, et 50 grammes de raisins secs (ou de baies de goji ou de cranberries).

❷ Conservez dans un bocal ou une boîte hermétique.

ENTRE 12 ET 13 HEURES 3 à 5 minutes

Avant le déjeuner : pour réveiller le ventre et le dos

☻ **Bharadvajasana** (voir p. 140).

Déjeuner

🍴 Salade de concombre au yaourt et à la menthe
🍴 Dos de cabillaud au curcuma, sarrasin
🍴 ¼ d'ananas

Assaisonnez un tronçon de concombre pelé et coupé en tranches avec 1 yaourt au soja, un peu de gomasio, du poivre et de la menthe ciselée.

En plat, faites cuire 1 dos de cabillaud dans une poêle avec 1 cuillère à soupe d'huile d'olive et quelques pincées de curcuma, 10 minutes environ, en le retournant à mi-cuisson. Faites cuire 60 à 80 grammes de sarrasin 12 minutes à l'eau bouillante salée, égouttez puis ajoutez 1 trait de crème végétale. Servez avec le poisson et arrosez de jus de citron.

COLLATION (FACULTATIVE, UNIQUEMENT EN CAS DE FAIM)

☕ 1 infusion citron, miel, gingembre

🍴 Une dizaine d'amandes

19 HEURES — 10 minutes

Pour étirer le dos et les jambes, et stimuler l'appareil digestif

☯ **Supta Padangusthasana I, II** et **III** (voir p. 167 à 169).

Pour se détendre en ouvrant la poitrine

☯ **Setu Bandha Sarvangasana, posture du pont supporté**

Allongé sur le dos, pliez les jambes, soulevez le bassin pour placer une brique verticalement (et dans le sens de la longueur) sous le sacrum. Si c'est trop haut, baissez la brique d'une hauteur. Les épaules sont au sol, tendez les bras pour croiser les doigts derrière la brique, ce qui permettra de bien rouler les épaules vers l'arrière. Vous pouvez garder les genoux pliés ou alors tendre les jambes en gardant les pieds parallèles (ne les laissez pas tourner vers l'extérieur). Restez plusieurs minutes dans cette posture pour en ressentir tous les bienfaits.

Pour sortir de la posture, ôtez la brique en soulevant le bassin en douceur, puis déroulez votre colonne au sol, du haut vers le bas du corps, et restez le dos à plat, jambes pliées quelques instants.

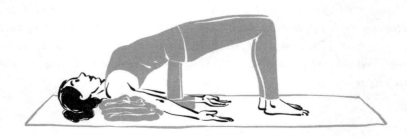

Cette posture où le cœur est au-dessus de la tête (comme un inversé) favorise le repos. Il élargit la ceinture pelvienne, ouvre la poitrine, étire la région abdominale. C'est un excellent antidépresseur !

☯ **Dvi Pada Supta Pavana Muktasana** (voir p. 171).
☯ **Savasana** (voir p. 142).

19 H 30 : DÎNER

🍴 Gaspacho de betterave au gingembre
🍴 Tempeh et brocolis croquants aux graines de chanvre
🍴 *Poire rôtie à l'orange et au romarin**

Le gaspacho vous attend au réfrigérateur.

Faites dorer 100 grammes de tempeh coupé en cubes à la poêle dans 1 cuillère à soupe d'huile de coco. Plongez des fleurettes de brocoli dans une casserole d'eau bouillante, 5 minutes environ. Égouttez, mettez-les dans la poêle avec le tempeh, parsemez de ciboulette ciselée, poivrez et ajoutez 1 cuillère à café de graines de chanvre décortiquées. Servez aussitôt.

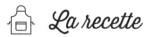

La recette

POIRE RÔTIE À L'ORANGE ET AU ROMARIN

❶ Préchauffez le four à 200 °C (th. 6-7). Pelez 1 grosse poire, coupez-la en quartiers puis rangez-les dans un petit plat individuel à four.
❷ Versez ½ orange pressée et effeuillez 1 brin de romarin et faites cuire 20 minutes au four. Servez chaud ou bien frais après passage au réfrigérateur.

JOUR 3

AU RÉVEIL 10 à 12 minutes

Pour étirer le corps

❧ **Tadasana** (voir p. 138).
❧ **Urdhva baddhanguliyasana en Tadasana** (p. 139).

Pour tonifier les cuisses

❧ **Utkatasana, la chaise**

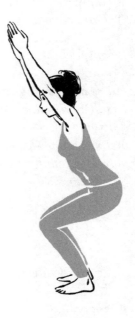

En partant de **Tadasana**, levez les bras, vos paumes de mains se font face et amenez vos fesses vers l'arrière et le sol, comme si vous vouliez vous asseoir sur une chaise imaginaire. Vos genoux ne doivent quasiment pas avancer, en revanche vos fesses reculent jusqu'au point de déséquilibre. Attention à ne pas cambrer votre dos. Vous pouvez le protéger en effectuant une légère rétroversion du bassin. Au bout de quelques instants, vous allez sentir une grande chaleur dans les bras levés, mais aussi dans les cuisses qui travaillent beaucoup. Restez plusieurs respirations dans la posture, revenez en baissant les bras et tendant les jambes, puis recommencez.

Utkatasana renforce le dos, les mollets, les fesses et les cuisses. Elle ouvre la poitrine et stimule les organes abdominaux.

❧ **Virabhadrasana I** (voir p. 164).

Pour ouvrir le cœur

☯ Dhanurasana, l'arc

Allongé à plat ventre sur votre tapis, votre front est posé au sol. Les bras sont le long du corps, tournez vos jambes vers l'intérieur (les talons partent à l'extérieur), posez votre front sur le sol, pliez les genoux et attrapez les chevilles avec vos mains. Gardez le pouce et les doigts ensemble. Roulez bien les épaules vers l'arrière.

Si vous ne parvenez pas à attraper les chevilles, prenez une sangle. Expirez puis levez le buste, en tirant sur les tibias, vers l'arrière. Enfoncez bien le pubis dans le sol. Les cuisses se soulèvent, les genoux, légèrement écartés, restent parallèles. Montez la poitrine au maximum. Dans cette posture d'étirement intense, respirer n'est pas simple. Pour sortir de la posture, relâchez vos chevilles, posez les jambes et le front au sol.

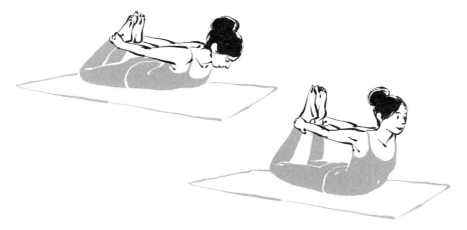

Cette posture renforce les épaules et les bras, elle tonifie les organes internes, ouvre la poitrine et augmente les capacités respiratoires, et assouplit les épaules.

☯ **Adho Mukha Sukhasana** (voir p. 156).
☯ **Savasana** (voir p. 142).

7 HEURES : PETIT-DÉJEUNER

☞ Thé au gingembre

🍴 1 œuf à la coque + 2 tranches de pain sans gluten en mouillettes

🍴 1 ramequin de fruits rouges (cassis, framboises, mûres...)

Les grains de cassis font eux aussi partie des fruits les plus riches en vitamine C. Mais leur acidité ne plaît pas toujours. La bonne idée : les mêler à d'autres fruits rouges plus doux, comme la framboise. Quant à l'œuf à la coque, il apporte une bonne quantité d'acides aminés qui favorisent la synthèse de dopamine, un neurotransmetteur qui joue un rôle essentiel dans la motivation. En d'autres termes, qui aide à se lever le matin et à entreprendre des actions.

ENTRE 12 ET 13 HEURES

3 à 5 minutes

Avant le déjeuner

☯ Au choix, **Urdhva Baddhanguliyasana** (voir p. 139) ou **Bharadvajasana** (voir p. 140).

Déjeuner

🍴 Salade aux *croquettes de pois chiches**, avocat et sauce sésame

🍴 Pomme cuite au four aux baies de goji

Dans un saladier, mélangez 1 poignée de pousses d'épinards avec ½ avocat pelé et coupé en morceaux et 1 échalote pelée et émincée. Fouettez 1 cuillère à soupe de purée de sésame avec le jus de 1 citron, un peu de sel, de poivre et de la ciboulette. Versez dans le saladier, mélangez et disposez quelques croquettes de pois chiches selon votre appétit.

Servez la pomme au four parsemée de baies de goji.

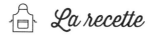 *La recette*

CROQUETTES DE POIS CHICHES
(POUR 2 À 3 PORTIONS)

❶ Mixez 400 grammes de pois chiches cuits avec 1 œuf, 2 gousses d'ail pelées, les feuilles de 8 brins de coriandre, du cumin en poudre, 1 oignon blanc pelé et coupé en morceaux, un peu de curcuma, du sel et du poivre. Mélangez la pâte obtenue avec 2 cuillères à soupe de farine (de pois chiches ou de quinoa) et mélangez.

❷ Si elle est trop collante, ajoutez encore un peu de farine : elle doit pouvoir se façonner à la main sans coller. Façonnez des boulettes et aplatissez-les légèrement pour obtenir de petites galettes. Faites-les dorer dans une poêle avec un peu d'huile de coco. Déposez-les sur du papier absorbant pour les égoutter.

COLLATION (FACULTATIVE, UNIQUEMENT EN CAS DE FAIM)

☕ 1 infusion citron, miel, gingembre
🍴 Une dizaine d'amandes

19 HEURES

🌀 **Setu Bandha Sarvangasana** (voir p. 240).
🌀 **Supta Baddha Konasana** (voir p. 149).
🌀 **Savasana** (voir p. 142).

19 H 30 : DÎNER

🍴 Carottes râpées au cumin
🍴 *Bowl au riz complet, champignons et omelette aux herbes**
🍴 Mangue au gingembre et aux raisins secs

Pelez et râpez 1 ou 2 carottes. Assaisonnez avec un trait d'huile de colza, du jus de citron, de la ciboulette ciselée et quelques pincées de cumin.

En dessert, coupez la chair de ½ mangue en petits dés, mélangez avec un trait de jus de citron vert, un peu de gingembre frais râpé, quelques raisins secs et servez dans un ramequin.

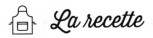

La recette

BOWL AU RIZ COMPLET, CHAMPIGNONS ET OMELETTE AUX HERBES

❶ Faites cuire du riz complet à l'eau bouillante, égouttez. Pendant ce temps, émincez 200 grammes de champignons frais et 1 petite gousse d'ail. Dans une poêle, versez 1 cuillère à soupe d'huile d'olive et faites revenir les champignons 5 minutes avec l'ail jusqu'à ce qu'ils aient rendu leur eau. Cassez et fouettez 2 œufs dans un saladier, ajoutez 1 cuillère à soupe de persil ciselé et du poivre.

❷ Faites-les cuire à leur tour dans une poêle huilée, jusqu'à ce que l'omelette soit prise. Roulez-la sur elle-même, coupez en tronçons. Dans un grand bol ou une assiette creuse, disposez quelques pousses d'épinards, du riz, des champignons poêlés et les rouleaux d'omelette. Parsemez d'herbes ciselées, de curcuma et de graines de lin moulues.

PROGRAMME YOGA FOOD ANTI-DOULEURS ARTICULAIRES

Mal aux articulations ? Du mal à fléchir les genoux, à lever les bras largement ? La surface articulaire des os mobiles est en effet recouverte de cartilages, des tissus conjonctifs. Leur rôle : faciliter le mouvement des os, et limiter les chocs. Mais sous l'effet du temps qui passe, des efforts répétés, des blessures ou encore de fragilités individuelles, ces cartilages s'usent et ne jouent plus aussi bien qu'avant leur fonction d'amorti. En cas d'arthrose, par exemple, les cartilages articulaires sont usés, et enflammés. Ils passent par des crises inflammatoires entrecoupées de périodes de répit, lors desquelles il faut gagner ou retrouver les amplitudes articulaires perdues pendant la phase inflammatoire à cause de la douleur générée. C'est là que le yoga intervient.

Au quotidien, il est nécessaire de mettre en place une routine pour soulager vos articulations, mêlant entraînement régulier (et doux dans votre cas), et aliments anti-inflammatoires.

Dans l'assiette

Premier réflexe : boire, régulièrement tout au long de la journée. Composé à 75 % d'eau, le cartilage a en effet besoin d'une hydratation suffisante. De l'eau minérale, des infusions, du thé vert, vont participer à cette hydratation.

Structuré par des fibres de collagène, le cartilage a également besoin de vitamine C. Connue pour son action antioxydante et antifatigue, elle participe aussi à la synthèse du collagène (ce qui sera par ailleurs bénéfique à la fermeté de la peau). Fruits et légumes frais, agrumes, persil et plus largement herbes fraîches, sont nos alliés sur ce point.

Ensuite, certains aliments exercent spécifiquement des effets anti-inflammatoires. Les oméga 3 par exemple, dont notre alimentation est généralement déficitaire. Ils se trouvent majoritairement dans les poissons gras (saumon, sardines, maquereaux…) mais aussi dans certaines huiles végétales (lin, caméline, colza principalement) et des graines et fruits secs (lin, chanvre, chia, noix…).

Dernière touche, les épices exercent également toutes des effets antioxydants et à degrés divers, anti-inflammatoires. Elles sont aussi faciles à utiliser au quotidien, à raison de quelques pincées sur nos entrées, plats ou desserts. Les épices les plus anti-inflammatoires : le curcuma, le gingembre, le poivre noir. L'alimentation yogi leur fait naturellement la part belle : c'est parfait !

En parallèle, il faut éviter les aliments qui, au contraire, favorisent l'inflammation : les plats préparés industriels souvent bien trop salés, renfermant des matières grasses peu intéressantes et des additifs, les bonbons, gâteaux et boissons sucrées (le sucre acidifie et favorise la glycation des tissus, c'est-à-dire de façon schématique, l'altération des tissus), l'alcool, et tous les aliments cuits de façon trop agressive, en friture, au barbecue, noircis… Il peut aussi être intéressant de déterminer votre tolérance aux produits laitiers. Le lait de vache pourrait, en effet, chez certaines personnes, influer sur l'inflammation. Si vous en consommez beaucoup, vous pouvez supprimer pendant un mois les yaourts, fromages blancs, lait et préparations à base de lait, et tester pendant un mois les effets. Pas de changement ? Reprenez alors vos habitudes. Mais si vous ressentez une amélioration, il peut être intéressant de poursuivre ainsi, en vous supplémentant en parallèle en calcium (demandez conseil à un professionnel). Même chose avec le gluten présent dans le blé et ses dérivés.

Côté yoga

Le yoga n'est peut-être pas un sport mais il offre aussi, en plus de tout le reste, une activité physique qui peut être modulée d'intense à douce, selon le type de pratique et les circonstances. Les *asanas* travaillent sur les articulations, les muscles profonds, l'amplitude de la respiration… Et parmi tous les yogas existants, le yoga développé par le maître indien B.K.S. Iyengar (voir bibliographie) et enseigné partout dans le monde est celui qui se rapproche le plus d'une pratique thérapeutique. Les professeurs, longuement formés, veillent particulièrement à l'alignement du corps, corrigent les postures, et permettent ainsi aux pratiquants de prévenir les effets du temps sur les articulations des genoux, des hanches, des épaules, ou de corriger de mauvaises habitudes posturales. En cas de douleurs (quelles qu'elles soient), il est donc préférable d'aller voir des professeurs expérimentés, et d'éviter les yogas trop intenses où l'on enchaîne les postures rapidement.

Votre liste de courses

ÉPICERIE
- ☐ Baies de goji
- ☐ Graines de chanvre
- ☐ Graines de courge
- ☐ Graines de lin
- ☐ Huile de coco
- ☐ Huile de colza
- ☐ Huile de sésame
- ☐ Lait de coco
- ☐ Lait végétal
  (soja, riz, amande…)
- ☐ Lentilles jaunes
- ☐ Noix de cajou
- ☐ Œufs
- ☐ Pain sans gluten
- ☐ Pois chiches (en bocal)
- ☐ Purée d'amandes
- ☐ Quinoa
- ☐ Riz basmati semi-complet
- ☐ Riz noir
- ☐ Sardines à l'huile d'olive
- ☐ Thé chaï aux épices

HERBES ET CONDIMENTS
- ☐ Basilic (frais ou surgelé)
- ☐ Cannelle
- ☐ Ciboulette
  (fraîche ou surgelée)
- ☐ Coriandre
  (fraîche ou surgelée)

- ☐ Curcuma
- ☐ Curry
- ☐ Gingembre frais
- ☐ Gomasio
- ☐ Graines de fenouil
- ☐ Graines de moutarde
- ☐ Menthe
  (fraîche ou surgelée)
- ☐ Persil
  (frais ou surgelé)
- ☐ Romarin
- ☐ Sésame
- ☐ Thym

RAYON FRAIS ET FRUITS ET LÉGUMES
- ☐ Ail
- ☐ Ananas
- ☐ Avocats
- ☐ Betterave crue
- ☐ Carottes
- ☐ Chou rouge
- ☐ Chou-fleur
- ☐ Citron vert
- ☐ Citrons
- ☐ Épinards
- ☐ Filet de daurade
- ☐ Fraises ou fruits rouges
- ☐ Kiwis

- ❑ Légumes de saison au choix (courgettes, carottes, fleurettes de brocoli ou de chou-fleur, dés de potimarron, de céleri-rave…)
- ❑ Mangues
- ❑ Oignon rouge
- ❑ Oignons

- ❑ Pamplemousse
- ❑ Papaye
- ❑ Pavé de truite
- ❑ Poivron rouge
- ❑ Pommes
- ❑ Sarrasin
- ❑ Tempeh (magasins bio)
- ❑ Yaourts végétaux

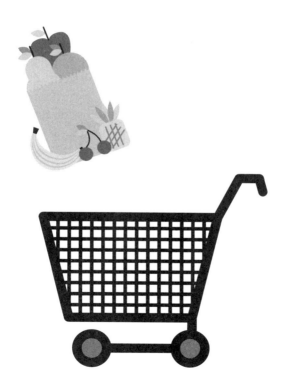

JOUR 1

10 à 12 minutes

AU RÉVEIL

☯ **Courte méditation pour identifier les douleurs
(s'il y en a) et s'en détacher**

Réglez votre minuteur (de cuisson ou celui de votre téléphone) sur 10 minutes ou plus si vous avez le temps. Commencez par vous asseoir dans une position confortable. Sur une chaise le dos droit, les deux pieds bien ancrés dans le sol, ou alors en **Sukhasana** (voir p. 155) ou **Vajrasana** (voir p. 153). Posez tranquillement vos mains sur vos genoux, fermez les yeux, et observez tout simplement le souffle, qui entre et qui sort en vous. Des pensées familières surgissent ? Comme les nuages passent dans le ciel, ou les trains sous les yeux des vaches, ne vous accrochez pas à elles, laissez-les passer. Laissez-les n'être que des pensées ! Vous pourrez aussi ressentir de l'inconfort. Est-ce un inconfort supportable ? Si oui, n'y accordez pas plus d'importance, lâchez prise, il passera lui aussi. Et maintenant, restez attentif à votre souffle, à votre corps, puis lorsque les dix minutes se sont écoulées, ouvrez doucement les yeux, frottez vos paumes de mains et massez vos chevilles, genoux, épaules...

Pour réveiller le corps...

Les épaules

☯ **Tadasana** (voir p. 138).
☯ **Gomukhasana en Tadasana** (voir p. 189).

Les hanches

☯ Assis en **Dandasana** (voir p. 157), faites tourner vos chevilles dans un sens puis dans l'autre. Allongez-vous sur le dos, bras en croix, pliez la jambe droite (la gauche reste tendue), et faites des rotations en partant de la hanche dans le sens des aiguilles d'une montre, puis dans le sens contraire. Changez de jambe.

La colonne vertébrale

☯ Mettez-vous à quatre pattes pour la **posture chat** (voir p. 154). Creusez le dos sur l'inspiration, arrondissez-le sur l'expiration.

☯ **Bhujangasana** (voir p. 163).

☯ **Savasana** (voir p. 142).

7 HEURES : PETIT-DÉJEUNER

☕ Thé chaï aux épices

🍴 Yaourt végétal et compote de pommes maison à la cannelle

🍴 Pain sans gluten et fine couche de purée d'amandes

Le thé chaï aux épices est une recette ancestrale qui combine les effets antioxydants du thé noir aux vertus des épices (cannelle, cardamome, gingembre, poivre noir et clou de girofle). On le trouve en magasins bio ou au rayon équitable des grandes surfaces. Petite note : il se sert traditionnellement très sucré et avec du lait. Pour profiter de ses effets anti-inflammatoires, on le préfère nature.

ENTRE 12 ET 13 HEURES

3 à 5 minutes

Avant le déjeuner : pour la souplesse et l'équilibre

☯ **Garudasana, l'aigle**

En partant de **Tadasana** (voir p. 138), étirez vos bras devant vous, parallèles au sol, passez le bras droit au-dessus du gauche. Pliez les coudes et ramenez-les vers vous, les paumes doivent essayer de se rencontrer, et les mains doivent se rapprocher de votre visage. Une fois installé, passez la jambe gauche devant la droite, légèrement pliée, et si vous le pouvez, crochetez le pied gauche derrière le mollet droit. Gardez le regard doux et tranquille face à vous.

Restez dans cette posture d'équilibre, sans bouger (si possible !). Recommencez en inversant les bras et les jambes.

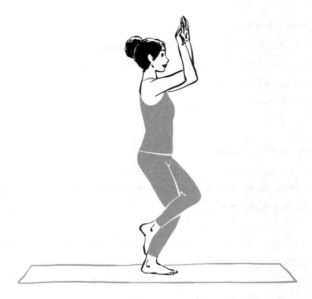

Garudasana est une posture intense qui améliore la concentration et l'équilibre, ouvre les épaules, le haut du dos, les hanches.

Déjeuner

- 🍴 Carottes râpées au curry
- 🍴 *Kedjeree**
- 🍴 Salade de papaye à la menthe fraîche

Pelez et râpez 1 ou 2 carottes. Assaisonnez avec un trait d'huile de sésame, de jus de citron, de la ciboulette ciselée et quelques pincées de curry.

En dessert, taillez un quartier de papaye en dés et parsemez de menthe ciselée. Vous n'en trouvez pas ? Optez pour de la mangue.

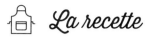 # *La recette*

KEDJEREE OU KITCHARI

❶ Rincez 1 verre de riz basmati semi-complet et 1 verre de lentilles jaunes. Faites-les cuire dans 3 fois leur volume d'eau. Quand l'eau bout, ajoutez un petit morceau de rhizome de gingembre frais râpé et du curcuma.

❷ Baissez le feu et laissez mijoter jusqu'à ce que les lentilles soient tendres mais pas en purée (comptez entre 20 et 30 minutes). Chauffez 2 cuillères à soupe d'huile de coco ou de sésame dans une poêle, faites-y revenir 1 cuillère à café de graines de moutarde. Quand elles commencent à grésiller, ajoutez des épices (au choix : cumin, coriandre, piment de Cayenne) puis 1 gousse d'ail et 1 oignon finement émincés. Laissez-les fondre avant de les ajouter aux lentilles et salez légèrement (sel ou gomasio).

❸ Faites cuire 2 verres de dés de légumes au choix (courgettes, carottes, fleurettes de brocoli ou de chou-fleur, dés de potimarron, de céleri-rave...) à la vapeur et servez avec le kitchari, parsemé de coriandre.

VERS 17 HEURES

☕ 1 infusion au curcuma ou 1 *golden latte**

On trouve des infusions à base de curcuma toutes prêtes dans le commerce, mais vous pouvez en préparer une à la maison, en faisant infuser du rooibos, par exemple, et en ajoutant 1 ou 2 pincées de curcuma en poudre dans la tasse. Encore mieux, achetez du curcuma frais, en rhizome, pelez-le, râpez-le et faites infuser 1 cuillère à café dans un grand mug.

Une petite faim ? Vous pouvez opter pour un golden latte, qui vous permettra de tenir jusqu'au dîner. Ses épices possèdent toutes des vertus prisées en ayurvéda : anti-inflammatoires pour le curcuma (associé au poivre, qui permet l'assimilation de la curcumine), antioxydantes pour la cannelle, digestives pour le gingembre.

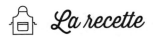

La recette

GOLDEN LATTE

❶ Portez 10 cl de lait végétal à frémissements (au choix, soja, riz, amande...) et 10 cl de lait de coco. Retirez du feu, ajoutez 1 cuillère à café de sirop d'agave, 1 pincée de cannelle, 1 tour de moulin à poivre, ½ cuillère à café de gingembre frais râpé et autant de curcuma frais (ou quelques pincées de ces épices en poudre).

❷ Laissez infuser 6 à 8 minutes.

❸ Mixez (si vous avez utilisé du curcuma et du gingembre frais) et savourez.

19 HEURES

☯ **Dandasana** (voir p. 157).

☯ **Maricyasana I** (voir p. 141).

Pour assouplir le bassin

☯ **Sucirandhrasana, posture du Chas de l'aiguille**

Allongez-vous sur le dos, posez la cheville extérieure droite au-dessus du genou de la jambe gauche. Croisez vos doigts sur le haut du tibia gauche pour tirer à vous la jambe gauche pliée en essayant de garder le bas du dos au sol. Cela aura pour effet d'ouvrir la hanche droite. Faites le même mouvement de l'autre côté puis recommencez.

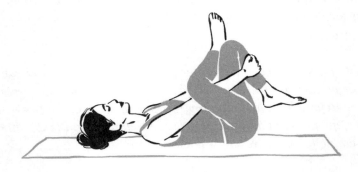

☯ **Dvi Pada Supta Pavana Muktasana** (voir p. 171).
☯ **Jathara Parivartanasana** (voir p. 148).
☯ **Savasana** (voir p. 142).

19 H 30 : DÎNER
🍴 *Buddha bowl de sarrasin à la daurade**
🍴 ¼ d'ananas frais

Une idée qui change des radis au sel et au poivre : on les passe dans un mélange de gomasio relevé d'une pincée de curcuma.

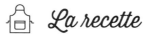

BUDDHA BOWL DE SARRASIN À LA DAURADE

❶ Plongez du sarrasin dans 2 fois son volume d'eau froide. Portez à ébullition et faites cuire 12 minutes à partir de l'ébullition. Laissez refroidir. Pendant ce temps, coupez 1 filet de daurade sans la peau en lamelles de 5 mm d'épaisseur.

❷ Arrosez avec le jus de 1 citron vert, ajoutez un peu d'oignon rouge taillé en petits dés, de la coriandre ciselée, salez et poivrez légèrement. Laissez mariner quelques minutes. Dans un grand bol, disposez le sarrasin puis recouvrez-le harmonieusement de lamelles de daurade, de cubes de mangue fraîche, de cubes d'avocat, de chou rouge cru émincé, de coriandre et de noix de cajou. Ajoutez un trait d'huile de colza et de jus de citron au moment de servir.

JOUR 2

AU RÉVEIL

Commencez comme hier par une courte méditation. Réglez votre minuteur sur 5 minutes (ça peut être 10 si vous avez plus de temps) et installez-vous assis dans une posture digne (l'idée est d'avoir la colonne droite, pas voûtée) et confortable. À la fin du temps, bougez vos chevilles en faisant des cercles dans les deux sens. Faites la même chose avec vos poignets.

Des salutations au soleil pour réveiller le corps tout entier. Voici le détail de ce mouvement simplifié et décomposé.

- **Tadasana** (voir p. 138), étirez les bras vers le ciel en **Urdhva Hastasana** (voir p. 162).
- Penchez-vous en avant au moment de l'expiration en **Uttanasana** (voir p. 237)en posant le bout des doigts au sol si vous le pouvez.
- Inspirez et amenez la jambe droite en arrière, en pliant la jambe gauche.
- Ramenez la jambe gauche à côté de la jambe droite, tendez-les en poussant dans les bras pour **Adho Mukha Svanasana** (voir p. 163).
- Ramenez la jambe droite pliée entre les mains, posez le genou gauche au sol et inspirez en ouvrant la poitrine.
- Expirez en ramenant la jambe gauche, en **Uttanasana**.
- Redressez-vous sur l'inspiration les bras levés en **Urdhva Hastasana** (voir p. 162).
- Recommencez le cycle encore trois fois (minimum !).
- Terminez par une courte relaxation en **Savasana** (voir p. 142).

7 HEURES : PETIT-DÉJEUNER

☕ Thé chaï aux épices

🍽 Salade de fruits au gingembre frais

🍽 Pain sans gluten + fine couche de purée d'amandes

Préparez une salade de fruits avec la chair de 1 petite mangue coupée en cubes, 1 kiwi pelé et taillé en rondelles, et 1 autre fruit de saison (poire, pomme, nectarine, quart d'ananas…) Ajoutez un peu de gingembre frais pelé et râpé, mélangez et présentez la moitié dans un ramequin. Conservez le reste pour le déjeuner.

ENTRE 12 ET 13 HEURES

3 à 5 minutes

Avant le déjeuner

☙ Vrksasana, l'arbre

En partant de **Tadasana** (voir p. 138), basculez le poids du corps sur la jambe gauche. Pliez la jambe droite pour attraper votre cheville, puis posez la voûte de votre pied contre votre cuisse gauche, redressez-vous en gardant le bassin bien équilibré et de face (ne reculez pas la hanche droite). Descendez le sacrum vers le coccyx. Poussez à la fois dans le pied contre la cuisse, et résistez avec cette cuisse pour exercer une pression et faire tenir le pied. Fixez du regard un point devant vous, gardez le regard calme et détendu. Montez vos bras bien tendus, joignez vos paumes de main (crochetez les pouces si vous ne parvenez pas à les tendre) descendez vos trapèzes. Restez plusieurs respirations dans la posture de l'arbre, **Vrksasana**, sans bouger, calme et serein, redescendez et changez de côté.

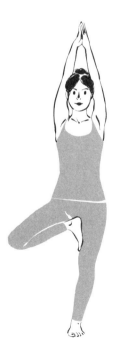

Posture d'équilibre, Vrksasana apaise, déstresse et favorise la concentration, elle améliore nos facultés de proprioception (perception de la position des différentes parties du corps dans l'espace). Elle tonifie aussi les muscles des jambes et des bras.

Déjeuner

ⓦ Salade de betterave crue aux graines de lin
ⓦ Tempeh poêlé au poivron, écrasé de chou-fleur
ⓦ Salade de fruits

Pelez 1 petite betterave crue (attention, le jus tache les doigts) et râpez-la. Assaisonnez de jus de citron et d'huile d'olive, salez et poivrez légèrement, et parsemez de graines de lin.

En plat, pelez et émincez 1 oignon, faites-le fondre dans 1 cuillère à soupe d'huile de coco puis ajoutez 100 grammes de tempeh coupé en cubes, ½ poivron rouge épépiné et coupé en lanières. Laissez cuire jusqu'à ce que les légumes soient tendres. Faites cuire des fleurettes de chou-fleur à l'eau bouillante salée, égouttez-les puis écrasez-les à la fourchette avec un peu d'huile de colza et de gomasio. Servez avec la poêlée.

La salade de fruits vous attend au réfrigérateur.

VERS 17 HEURES

☕ 1 infusion au curcuma ou 1 golden latte (voir p. 256)

19 HEURES

Pour assouplir les hanches et le bassin

- **Adho Mukha Svanasana** (voir p. 163). Pliez les genoux l'un après l'autre, puis tendez les jambes progressivement.
- **Virabhadrasana I** (voir p. 164).
- **Adho Mukha Virasana** (voir p. 176).
- **Supta Baddha Konasana** (voir p. 149).
- **Savasana** (voir p. 142).

19 H 30 : DÎNER

- ½ avocat au citron et à la coriandre
- Sardines à l'huile d'olive, quinoa
- Ananas au gingembre frais et au curcuma

Dénoyautez 1 avocat, assaisonnez-en la moitié avec du jus de citron, quelques graines de courge et de la coriandre ciselée.

Faites cuire du quinoa dans 1,5 fois son volume d'eau salée pendant 10 minutes puis laissez gonfler 5 minutes hors du feu. Égouttez des sardines en boîte, servez avec le quinoa et du jus de citron.

En dessert, taillez en dés la chair de ¼ d'ananas, ajoutez un peu de gingembre frais râpé et quelques pincées de curcuma.

JOUR 3

AU RÉVEIL

10 à 12 minutes

Pour assouplir tout le corps

- 🌀 Commencez, comme les jours précédents par une courte méditation assise.
- 🌀 **Tadasana** (voir p. 138).
- 🌀 **Urdhva Baddhanguliyasana en Tadasana** (voir p. 139).
- 🌀 Sautez (sauf si vous avez vos règles ou des douleurs) en écartant les pieds pour **Utthita Trikonasana** (voir p. 185).
- 🌀 **Virabhadrasana** II (voir p. 223).
- 🌀 **Adho Mukha Svanasana** (voir p. 163).
- 🌀 **Bhujangasana** (voir p. 163).
- 🌀 **Adho Mukha Virasana** (voir p. 176).
- 🌀 Terminez par **Savasana** (voir p. 142).

7 HEURES : PETIT-DÉJEUNER

- ☕ Thé chaï aux épices
- 🍴 Pain sans gluten et fine couche de purée d'amandes
- 🍴 Yaourt végétal à la compote de pommes maison et aux graines de chanvre

Servez le yaourt avec un peu de compote de pommes maison, préparée avec du gingembre frais, et parsemez de graines de chanvre.

ENTRE 12 ET 13 HEURES

3 à 5 minutes

Avant le déjeuner

- 🌀 Au choix : **Vrksasana** (voir p. 259) ou **Garudasana** (voir p. 253).

Déjeuner

🍴 Taboulé de chou-fleur râpé au lait de coco et au curcuma
🍴 Pavé de truite au riz noir
🍴 Salade de fraises ou de fruits rouges

Râpez sur une râpe à gros trous 2 ou 3 fleurettes de chou-fleur cru, très frais, de façon à obtenir de grosses miettes. Assaisonnez avec un peu de jus de citron, de lait de coco et de curcuma. Salez légèrement.

En plat, faites cuire du riz noir selon les indications du paquet. En parallèle, faites cuire 1 filet de truite à la vapeur. Servez avec le riz, parsemé de coriandre et accompagné de citron vert.

VERS 17 HEURES

☕ 1 infusion au curcuma ou 1 golden latte (voir p. 256)

19 HEURES

☙ **Eka Pada Supta Pavana Muktasana** (voir p. 170).
☙ **Jathara Parivartanasana** (voir p. 148).
☙ **Savasana** (voir p. 142).

19 H 30 : DÎNER

🍴 *Houmous carotte et curcuma**
🍴 Œufs pochés aux épinards
🍴 Salade de pamplemousse aux baies de goji

Servez le houmous avec des bâtonnets de légumes ou des tranches de pain sans gluten toastées.

Faites fondre 2 grosses poignées d'épinards équeutés et soigneuse-ment rincés et essorés dans une poêle avec un peu d'huile de coco.

Quand ils sont tendres et qu'ils ont rendu leur eau, ajoutez un peu de lait de coco pour les lier. Servez avec 2 œufs pochés, parsemés de curcuma.

En dessert, ajoutez quelques baies de goji à des quartiers de pample-mousse pelés à vif.

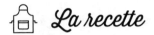 *La recette*

HOUMOUS CAROTTE ET CURCUMA
(POUR 4 PORTIONS)

❶ Pelez 2 carottes, coupez-les en rondelles et faites-les cuire 10 minutes à l'eau bouillante salée.

❷ Égouttez et mixez-les finement avec 1 petite boîte de pois chiches égouttés, 1 cuillère à café de curcuma, 3 cuillères à soupe d'huile de sésame, le jus de ½ citron, un peu de sel et du poivre. Servez parsemé de coriandre et de graines de courge.

PROGRAMME YOGA FOOD BONNE HUMEUR

Dans l'assiette

Chocolat chez les uns, pain et fromage pour d'autres, madeleines et parts de cakes chez d'autres encore… En cas de baisse de moral, nous avons tous des aliments « doudous » qui nous réconfortent parce que nous les associons à des contextes rassurants ou que nous les apprécions particulièrement. Mais dans la réalité, des madeleines trempées dans de la pâte à tartiner n'ont aucun effet sur le stress et risquent surtout de finir en kilos supplémentaires. En revanche, il existe bien des nutriments impliqués dans la régulation de l'humeur : la dopamine, un acide aminé impliqué dans la motivation, le magnésium, qui régule l'humeur et aide à mieux résister aux facteurs de stress, les vitamines du groupe B, dont les carences peuvent favoriser les terrains dépressifs… Le tryptophane, un acide aminé, mérite toute notre attention. Il agit en effet comme précurseur de la sérotonine, le neurotransmetteur du bien-être, qui aide aussi à diminuer l'appétit et les envies de sucre. Il est mieux assimilé par le cerveau s'il s'accompagne de glucides. Les lentilles, pois chiches, haricots secs… sont donc parfaits car ils apportent les deux à la fois. On le trouve également dans les œufs, les laitages riches en lactosérum (brousse, ricotta, cottage cheese), le riz complet, la banane, les noix, les graines de courge…

Mention indispensable enfin aux oméga 3 qui, en fluidifiant la membrane des neurones, favorisent les neurotransmissions (sérotonine, dopamine, noradrénaline) impliquées dans la régulation de l'humeur, des émotions, des cycles de sommeil… On en trouve dans les noix, les graines de lin, de chanvre et de chia, les huiles de lin, noix et colza, les poissons gras (saumon, sardines, maquereaux…), les œufs et les produits laitiers enrichis en oméga 3 (filière Bleu-Blanc-Cœur). Et de façon moindre dans la mâche et le pourpier.

Côté yoga

On privilégie des postures debout qui ouvrent le corps et le tonifient. Mais on va aussi beaucoup pratiquer des postures d'ouverture de la poitrine qui donnent de l'énergie et de l'élan, des postures qui ouvrent les aisselles (bras étirés vers le ciel ou, couché sur le dos, vers l'arrière avec saisie des coudes), des postures inversées et semi-inversées qui déstressent et détendent profondément si l'on pose sa tête sur un support. En cas de baisse d'énergie ou de moral, rien de mieux que cinq minutes de Setu Bandha Sarvangasana ou Supta Baddha Konasana, les bras étirés en arrière, pour retrouver le sourire !

Votre liste de courses

ÉPICERIE
❑ Cacao amer
❑ Chocolat noir à 70 % ou plus
❑ Coco râpée
❑ Cranberries
❑ Crème végétale (soja, amande…)
❑ Eau minérale riche en magnésium
❑ Flocons d'avoine
❑ Graines de chanvre
❑ Graines de courge
❑ Graines de lin
❑ Graines de sésame
❑ Haricots rouges (en bocal)
❑ Huile de coco
❑ Huile de noix
❑ Huile de sésame
❑ Infusion de tulsi (magasins bio)
❑ Lait d'amande
❑ Lait de coco
❑ Lentilles corail
❑ Muesli sans sucre ajouté
❑ Noix
❑ Noix de cajou
❑ Œufs
❑ Pain sans gluten
❑ Pruneaux
❑ Quinoa
❑ Quinoa rouge
❑ Riz basmati
❑ Riz complet
❑ Rooibos
❑ Sardines au naturel
❑ Vinaigre

HERBES ET CONDIMENTS
❑ Basilic (frais ou surgelé)
❑ Cannelle
❑ Ciboulette (fraîche ou surgelée)
❑ Coriandre (fraîche ou surgelée)
❑ Curcuma
❑ Curry
❑ Gingembre frais
❑ Gomasio
❑ Graines de fenouil
❑ Graines de moutarde
❑ Menthe (fraîche ou surgelée)
❑ Persil (frais ou surgelé)
❑ Romarin
❑ Sésame
❑ Thym

RAYON FRAIS ET FRUITS ET LÉGUMES
- ❑ Bananes
- ❑ Brocoli
- ❑ Chou rouge
- ❑ Citrons
- ❑ Clémentines
- ❑ Crevettes
- ❑ Mangue
- ❑ Patate douce

- ❑ Pavé de saumon
- ❑ Poires
- ❑ Poireaux
- ❑ Radis roses
- ❑ Raisin rouge
- ❑ Salade de mâche
- ❑ Tofu
- ❑ Tomates
- ❑ Yaourts végétaux

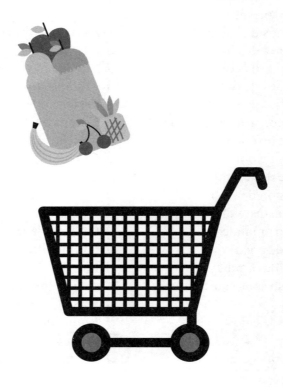

JOUR 1

AU RÉVEIL

Pour réveiller le corps et ouvrir le cœur, les postures qui suivent peuvent être enchaînées

- **Tadasana** (voir p. 138).
- **Adho Mukha Svanasana** (voir p. 163).
- **Virabhadrasana I** (voir p. 164).
- **Adho Mukha Svanasana**.
- **Virabhadrasana II** (voir p. 223).
- **Bhujangasana** (voir p. 163).
- **Adho Mukha Virasana** (voir p. 176).
- **Savasana** (voir p. 142).

7 H 30 : PETIT-DÉJEUNER

- Rooibos
- Porridge de flocons d'avoine au cacao et au chanvre

Portez 25 cl de lait d'amande à frémissements dans une casserole, versez 40 grammes de flocons d'avoine et 1 cuillère à café de cacao amer. Laissez cuire en mélangeant sur feu doux, jusqu'à ce que les flocons soient cuits et tendres. Servez dans un ramequin et parsemez de graines de chanvre.

DANS LA JOURNÉE

Adoptez une eau minérale riche en magnésium. Regardez les étiquettes de composition des eaux et préférez celles en refermant plus de 50 mg par litre.

ENTRE 12 ET 13 HEURES

Avant le déjeuner : pour étirer le corps

☯ **Urdhva Baddhanguliyasana en Tadasana** (voir p. 139).

Déjeuner

🍽 Salade de mâche aux éclats de noix
🍽 Pavé de saumon aux lentilles corail
🍽 Banane au four

Glissez quelques éclats de noix dans une salade de mâche, tous deux riches en oméga 3, et assaisonnez avec un trait d'huile de noix et de vinaigre.

En plat, faites cuire 1 pavé de saumon à la vapeur. En parallèle, faites cuire des lentilles corail selon les indications du paquet, à l'eau bouillante. Égouttez et salez après cuisson. Servez avec le saumon, et parsemez de ciboulette ciselée.

En dessert, glissez tout simplement une banane entière (avec sa peau) au four, installée dans un plat, et faites-la cuire jusqu'à ce que la peau soit noire, 10 minutes environ. Laissez tiédir avant de déguster à la petite cuillère.

VERS 17 HEURES

🍽 Offrez-vous une collation qui apporte du tryptophane : 1 banane, ou 2 carrés de chocolat noir à 70 % ou plus, ou encore une dizaine d'amandes… Accompagnez d'une boisson non excitante, comme du rooibos, ou une infusion de tulsi (en magasins bio ou sur Internet). Cet adaptogène, connu en médecine ayurvédique pour clarifier l'esprit, posséderait, entre autres, des propriétés antidépressives et permettrait de mieux résister aux stress de la vie quotidienne.

19 HEURES 10 minutes

Pour détendre le bassin et ouvrir la poitrine

- **Baddha Konasana** (voir p. 142).
- **Setu Bandha Sarvangasana** (voir p. 240).
- **Savasana** (voir p. 142).

19 H 30 : DÎNER

- Radis à la croque
- *Poêlée de riz complet et de haricots rouges au curcuma**
- Poire au chocolat

Une idée qui change des radis au sel et au poivre : on les passe dans un mélange de gomasio relevé d'une pincée de curcuma.

En dessert, pelez 1 poire et taillez-la en cubes. Mettez-les dans un ramequin, ajoutez 1 carré de chocolat noir en copeaux (à l'économe) et passez au four quelques minutes, le temps de faire fondre le chocolat. Mélangez et dégustez tiède.

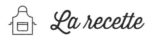

POÊLÉE DE RIZ COMPLET ET DE HARICOTS ROUGES AU CURCUMA

❶ Faites cuire 60 à 80 grammes de riz complet selon les indications du paquet. Égouttez. Chauffez 1 cuillère à soupe d'huile de coco dans une poêle et ajoutez-y le riz et quelques pincées de curcuma.

❷ Faites revenir jusqu'à ce que le riz soit bien imprégné du curcuma, puis ajoutez 100 grammes environ de haricots rouges cuits et égouttés. Laissez revenir encore quelques instants et servez chaud, parsemé de coco râpée.

JOUR 2

AU RÉVEIL 10 à 12 minutes

Des postures pour tonifier le corps tout entier

- **Tadasana** (voir p. 138).
- **Adho Mukha Svanasana** (voir p. 163).
- **Vrksasana, l'arbre** (voir p. 259).
- **Utthita Trikonasana** (voir p. 185).
- **Ardha Chandrasana** (voir p. 233).
- **Salabhasana** (voir p. 219) à pratiquer deux fois : une première fois les doigts croisés dans le dos, une deuxième fois en levant les bras tendus vers l'arrière, les paumes de main tournées l'une vers l'autre.
- **Adho Mukha Virasana** (voir p. 176).
- **Savasana** (voir p. 142).

7 H 30 : PETIT-DÉJEUNER
- Rooibos
- Müesli sans sucre ajouté
- 1 bol de lait d'amande

Coupez 2 pruneaux dénoyautés en petits morceaux et ajoutez-les dans votre muesli. Le tout apportera une bonne quantité de vitamines du groupe B, essentielles à l'amélioration globale de l'humeur, et en magnésium, antistress.

ENTRE 12 ET 13 HEURES 3 à 5 minutes

Avant le déjeuner : une posture pour réveiller le corps et ouvrir les épaules

- **Tadasana** (voir p. 138).

☙ **Urdhva Baddhanguliyasana en Tadasana** (voir p. 139).

Déjeuner

🍽 Salade de brocoli au quinoa rouge et œufs mollets
🍽 ½ mangue

Faites cuire des fleurettes de brocoli à la vapeur, une dizaine de minutes. Pendant ce temps, faites cuire 2 œufs à l'eau bouillante, 6 minutes. Passez-les sous un filet d'eau froide et écalez-les. Faites cuire 60 à 80 grammes de quinoa rouge selon les indications de l'emballage, égouttez. Présentez le quinoa dans un grand bol, ajoutez des fleurettes de brocoli et les œufs mollets coupés en deux. Assaisonnez avec un peu d'huile de sésame, du jus de citron et parsemez de coriandre et de graines de sésame.

LA VITAMINE B9

Brocoli et œufs ont en commun d'apporter de la vitamine B9, qui permet d'activer la dopamine et la noradrénaline. Les carences occasionnent des signes comme l'irritabilité, les insomnies, la dépression. Or, elles sont fréquentes, d'autant que cette vitamine est sensible à la chaleur, à la lumière et à l'ébullition (des légumes cuits à l'eau perdent 50 % de leur teneur). D'où l'intérêt de la cuisson vapeur ici.

VERS 17 HEURES

Offrez-vous une collation qui apporte du tryptophane : 1 banane, ou 2 carrés de chocolat noir à 70 % ou plus, ou encore une dizaine d'amandes… Accompagnez de rooibos ou d'une infusion de tulsi.

19 HEURES

Pour un dos et un bassin détendus

- **Jathara Parivartanasana** (voir p. 148).
- **Supta Baddha Konasana** (voir p. 149).
- **Savasana** (voir p. 142).

19 H 30 : DÎNER

- Chou rouge en salade
- *Riz à la tomate et au tofu**
- Grappe de raisin rouge

Assaisonnez un petit quartier de chou rouge finement émincé avec du jus de citron et de l'huile de sésame. Parsemez de coriandre ou de cerfeuil et de graines de courge.

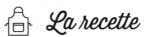

RIZ À LA TOMATE ET AU TOFU

❶ Faites cuire 60 à 80 grammes de riz basmati selon les indications du paquet. Égouttez. Chauffez 1 cuillère à soupe d'huile de coco dans une poêle et ajoutez-y 1 bloc de tofu coupé en dés.

❷ Faites-le dorer puis ajoutez quelques pincées de curcuma et de cumin. Incorporez 2 tomates pelées, épépinées et coupées en dés, laissez mijoter 10 minutes puis ajoutez le riz et laissez cuire encore quelques minutes. Servez parsemé d'herbes ciselées.

JOUR 3

AU RÉVEIL

Pour un réveil tonique ! Pour un effet plus « cardio », vous pouvez enchaîner les postures

- **Tadasana** (voir p. 138).
- **Adho Mukha Svanasana** (voir p. 163).
- Basculez en **Vasisthasana** (voir p. 206).
- Revenez en **Adho Mukha Svanasana**.
- **Virabhadrasana** II (voir p. 223).
- **Dandasana** (voir p. 157).
- **Sukhasana** (voir p. 155).
- **Adho Mukha Sukhasana** (voir p. 156).
- **Savasana** (voir p. 142).

7 H 30 : PETIT-DÉJEUNER

- Rooibos
- Pain sans gluten et fine couche de purée d'amandes
- Yaourt végétal aux dés de poire et aux graines de courge

Versez le yaourt dans un bol, recouvrez avec 1 poire épépinée et coupée en dés, et parsemez de graines de courge.

ENTRE 12 ET 13 HEURES

Avant le déjeuner : pour ouvrir les épaules et le haut du corps

- **Tadasana** (voir p. 138).
- **Gomukhasana** (voir p. 189).

Déjeuner

🍴 Poireaux vinaigrette coco
🍴 Crevettes au curry, purée de patate douce
🍴 Clémentines au chocolat

Assaisonnez des blancs de poireaux cuits et refroidis avec une sauce faite avec du lait de coco, du jus de citron, quelques pincées de graines de sésame et un peu de curry.

En plat, mélangez 150 grammes de crevettes décortiquées dans un petit bol avec 1 cuillère à soupe d'huile de coco fondue, quelques pincées de curry et laissez reposer le temps de préparer la purée. Pelez 1 petite patate douce et coupez-la en cubes. Faites-les cuire 15 minutes environ à l'eau, égouttez et écrasez en purée. Chauffez une poêle et faites-y dorer les crevettes. Parsemez de coriandre ciselée.

En dessert, pelez 2 clémentines et détachez les quartiers. Faites fondre 20 grammes de chocolat noir avec 1 cuillère à soupe de lait d'amande, versez sur les quartiers et dégustez.

VERS 17 HEURES

Offrez-vous une collation qui apporte du tryptophane : 1 banane, ou 2 carrés de chocolat noir à 70 % ou plus, ou encore une dizaine d'amandes… Accompagnez de rooibos ou d'une infusion de tulsi.

19 HEURES

Pour une fin de journée de détente et d'ouverture…

 Dandasana (voir p. 157).
🌀 **Upavistha Konasana** (voir p. 197).
🌀 **Setu Bandha Sarvangasana** (voir p. 240).
🌀 **Savasana** (voir p. 142).

19 H 30 : DÎNER

🍴 Rillettes de sardines
🍴 Wok de quinoa aux légumes
🍴 Banane aux fruits secs

Écrasez 2 sardines au naturel avec 3 cuillères à soupe de crème de soja, 1 cuillère à café de ciboulette ciselée et un peu de poivre. Dégustez avec du pain sans gluten légèrement toasté.

En plat, chauffez 1 cuillère à soupe d'huile de coco dans un wok et faites revenir 1 carotte taillée en dés. Ajoutez 2 poignées de brocoli cuit à la vapeur et 60 à 80 grammes de quinoa, cuit à l'eau bouillante 10 à 12 minutes, un peu de sel, de coriandre ciselée et de poivre. Servez le tout parsemé de noix de cajou.

En dessert, coupez 1 banane en rondelles, disposez-les dans un ramequin et ajoutez 1 cuillère à soupe de graines de lin, 1 cuillère à café de coco râpée et 1 cuillère à soupe de cranberries séchées.

BIBLIOGRAPHIE

Quelques ouvrages à lire pour aller plus loin…

L'Âyurveda : Comprendre les fondements et pratiquer au quotidien pour profiter des bienfaits de la médecine indienne, de Sylvie Verbois (Eyrolles).

Bible du yoga, de B.K.S. Iyengar (J'ai Lu).

La Bhagavad-Gîtâ, commentée par Shrî Aurobindo (Albin Michel/ Spiritualités vivantes).

La guinguette d'Angèle, les nourritures bienfaisantes, d'Angèle Ferreux Maeght (Marabout).

Introductions aux philosophies de l'Inde, de Marc Bellanfat (Ellipses).

Recettes végétariennes de l'Inde, de Kiran Vyas (La Plage).

Yoga, joyau de la femme de Gita S. Iyengar (Buchet Chastel).

La voie de la paix intérieure, de B.K.S. Iyengar (J'ai lu).

REMERCIEMENTS

J e remercie très chaleureusement ma professeure Valeria Rossi, enseignante de Yoga Iyengar à L'Atelier du Yoga à Paris, ainsi que ma cousine Claire Arthus-Champon, professeure de Yoga Iyengar à La Buisse, pour leurs conseils précieux.

Florence Rajon

TABLE DES MATIÈRES

CHAPITRE 2

MANGER YOGA EN PRATIQUE.. **31**

CHAPITRE 3

LES 50 ALIMENTS DE LA CUISINE YOGI **53**

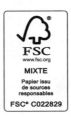

Achevé d'imprimer en mai 2021
sur les presses de la Nouvelle Imprimerie Laballery
58500 Clamecy
Dépôt légal : juin 2021
N° d'impression : 103335

Imprimé en France

La Nouvelle Imprimerie Laballery est titulaire de la marque
Imprim'Vert®